MARIE-JOSÉ BOT-ESCLUSE

ABORD CLINIQUE EN OPHTALMOLOGIE

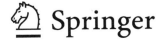 Springer

Marie-José Bot-Escluse
29, avenue Foch
94120 Fontenay-sous-Bois

marie-jose.bot@wanadoo.fr

ISBN : 978-2-8178-0090-5 Springer Paris Berlin Heidelberg New York

© Springer-Verlag France, Paris 2013
Springer-Verlag France est membre du groupe Springer Science + Business Media
Imprimé en France

Maquette de couverture : Nadia Ouddane
Mise en page : Desk

DANGER
LE PHOTOCOPILLAGE TUE LE LIVRE

ABORD CLINIQUE
EN OPHTALMOLOGIE

Springer

*Paris
Berlin
Heidelberg
New York
Hong Kong
Londres
Milan
Tokyo*

Collection *Abord clinique*, dirigée par Paul Zeitoun

La collection « Abord clinique » est composée d'ouvrages destinés aux professionnels de santé confirmés ou en formation, intéressés par le point de vue de spécialistes ayant une grande expérience clinique et un goût affirmé pour l'enseignement.

On trouvera dans ces ouvrages la description des symptômes et de leur expression, des signes physiques et de leur interprétation, ainsi que des aspects relationnels avec le patient et son entourage.

Témoignant du vécu de l'auteur, ces ouvrages ont pour objectif la description du plus grand nombre possible de paramètres utiles à la prise en charge de la maladie ou des symptômes et au suivi du malade.

Dans la même collection
Ouvrages parus :
– *Abord clinique en cancérologie*
Bernard Hoerni, Pierre Soubeyran, février 2003, réimprimé en juin 2009
– *Abord clinique en gastro-entérologie*
Paul Zeitoun, François Lacaine, février 2003
– *Abord clinique en gynécologie*
Bernard Blanc, Ludovic Cravello, juin 2004
– *Abord clinique des malades de l'alcool*
Dominique Huas, Bernard Rueff, juin 2005
– *Abord clinique des urgences traumatiques au cabinet du généraliste*
Jean-Claude Pire, Carole Carolet, juin 2005
– *Abord clinique en urologie*
Ariane Cortesse, Alain Le Duc, septembre 2006 réimprimé en 2007
– *Abord clinique du malade âgé*
Robert Moulias, Sophie Moulias, décembre 2006

– *Abord clinique en obstétrique*
Florence Bretelle et Marianne Capelle, mars 2008
– *Abord clinique des urgences au domicile du patient*
Jean-François Bouet, mars 2008
– *Abord clinique des affections du rachis par le chirurgien*
Vincent Pointillart, septembre 2008
– *Abord clinique du patient obèse*
Jérôme Dargent et Patrick Ritz, janvier 2009
– *Abord clinique de l'hypertension artérielle*
Antoine Lemaire, mai 2009
– *Abord clinique d'une mission humanitaire*
Bernard Hébert, octobre 2009
– *Abord clinique en neurologie*
Jean-Claude Turpin, avril 2010
– *Abord clinique des troubles du sommeil*
Franck Senninger, 2012

À paraître :
– *Abord clinique du patient coronarien*
Philippe Perlot

SOMMAIRE

REMERCIEMENTS

Je remercie mon ami, le docteur Louis Ouazana, avec qui j'ai travaillé de nombreuses années au CHI André Grégoire de Montreuil-sous-Bois, dans le service du docteur Claude Zénatti ainsi qu'en exercice libéral, et qui a eu la gentillesse de relire chaque chapitre de ce livre et de me donner son avis professionnel.

Je remercie le docteur Paul Zeitoun, professeur de gastro-entérologie à Reims, directeur de cette collection, ami, et membre actif du Groupement des écrivains médecins de France, pour ses conseils et son aide dans la présentation du texte et dans la réalisation des figures.

Marie-José Bot-Escluse
Ancienne externe des hôpitaux de Paris
Ophtalmologiste
Titulaire du Diplôme Universitaire Paris VII d'électrophysiologie oculaire
Secrétaire du Groupement des écrivains médecins

PRÉFACE

Si on avait demandé à l'ophtalmologiste que je suis de trouver un titre pour définir le remarquable travail qu'a réalisé le docteur Bot, j'aurais choisi – tenant compte de l'évolution des mœurs médicales – les termes de « réhabilitation de la clinique ».

L'expérience professionnelle de l'auteur explique ce choix : chacun le sait, au milieu du XXᵉ siècle– qui n'est pas si loin pour nombre d'entre nous – la clinique primait, les examens complémentaires portaient bien leur nom, confirmant ou non une intuition fondée sur les données acquises initialement par le simple examen physique. La qualité croissante des examens biologiques, radiologiques, et autres, a fait croire aux générations nouvelles que seuls ces outils ont le monopole du secret, le bilan clinique simple devenant archaïque et en quelque sorte facteur de retard. L'attitude est confortable, d'autant plus qu'elle obéit au principe de précaution : céphalée vaut IRM (imagerie par résonnance magnétique) immédiate, trouble visuel : angiographie, etc. Ainsi le diagnostic sera automatique.

Ce besoin légitime d'efficacité, tant diagnostique que thérapeutique, a un revers : l'absence de dialogue avec le consultant, et il ne faudra pas s'étonner du nombre de médiations demandées à l'hôpital, ni de celui des plaintes auprès des tribunaux, lesquels condamnent les médecins pour manque d'informations. Cette apparence confirme une réalité : « Lorsque le médecin dialogue avec son ordinateur, le malade dialogue avec le néant » (J.-F. Mattei).

Quand j'emploie le mot de réhabilitation de la clinique, j'entends en fait retour à l'humanisation, c'est-à-dire dialogue médecin/malade dans une spécialité à triple polarité : médicale, chirurgicale et optique, qui est particulièrement facteur d'angoisse.

Le livre que propose M.-J. Bot remet, si j'ose dire, les choses en place, rappelant au médecin généraliste qu'il est le premier interlocuteur du patient, elle lui donne les éléments qui – à partir de signes cliniques simples– lui permettront d'entreprendre les premiers soins, ou au contraire l'inciteront à le diriger en urgence vers le spécialiste.

Par ailleurs, la pénurie durable d'ophtalmologistes va inéluctablement transférer nombre de consultants impatients parce que angoissés vers le médecin généraliste. Ainsi ce dernier pourra-t-il plus facilement et plus efficacement jouer son rôle grâce à la remarquable clarté de ce livre.

Professeur Henry Hamard
Membre de l'Académie de médecine

INTRODUCTION

Spécialité médico-chirurgicale, l'ophtalmologie a bénéficié considérablement, ces dernières décennies, de progrès technologiques tels que imagerie, lasers, implants... qui ont permis d'affiner des diagnostics et de traiter certaines maladies jusque-là très invalidantes dans leur évolution.

Au cours de mon exercice professionnel, j'ai appris par mes amis généralistes qu'ils sont souvent perplexes devant un symptôme ophtalmologique. L'œil, pensent-ils, c'est difficile.

Pourtant, par un bon interrogatoire, un examen physique succinct mais soigneux, ils peuvent venir à bout de maints troubles bénins et apporter aux patients comme aux ophtalmologistes une aide substantielle par la connaissance qu'ils ont de leurs malades et des familles.

Ils doivent néanmoins savoir quand demander l'avis du spécialiste, car un simple œil rouge peut cacher une atteinte profonde à ne pas laisser évoluer, une douleur ou une perte visuelle peuvent être en rapport avec une maladie vasculaire, neurologique ou plus générale grave. C'est cette frontière entre l'assurance et le doute que ce petit manuel espère lever afin de faciliter la décision, prise par le confrère, de soigner ou de passer la main à l'ophtalmologiste ou même directement au neurologue.

Dans un esprit pratique, j'ai choisi de décrire, d'une part l'essentiel des symptômes qui amènent le patient à consulter, et d'autre part quelques chapitres caractéristiques de l'ophtalmologie.

Le lecteur trouvera par ailleurs dans le lexique et sur les figures quelques précisions sur l'anatomie, la physiologie, la pathologie et les traitements actuels purement ophtalmologiques.

EXAMEN PAR UN NON-SPÉCIALISTE

Que l'examen soit effectué par un généraliste, par un pédiatre ou un auxiliaire médical, il permet de recueillir suffisamment de signes évocateurs d'un diagnostic pour prescrire un traitement adéquat, ou assez d'arguments pour adresser le patient au spécialiste. Dans ce cas, l'urgence est à évaluer et le recours à un appel téléphonique à l'ophtalmologiste peut être indispensable pour obtenir un rendez-vous en urgence.

Interrogatoire

C'est l'interrogatoire qui la plupart du temps suggère ou permet le diagnostic clinique. Il est orienté en fonction du motif de consultation.
Depuis quand est survenu le symptôme, s'est-il aggravé progressivement, y a-t-il eu « bilatéralisation » ? Est-il douloureux et de quelle façon : spontanément, en avant de l'œil ou en profondeur, aux mouvements de l'œil, au toucher, aux mouvements palpébraux ? Comment est survenu le trouble, y a-t-il eu traumatisme avec un objet contondant ou par contusion, un liquide projeté ? Le patient a-t-il pris un médicament récemment, local ou général, est-il allergique et à quoi ?

L'interrogatoire doit également rechercher des antécédents oculaires médicaux et chirurgicaux personnels, une myopie forte, ou une autre *amétropie**, se renseigner sur le port éventuel de lentilles (figs. 1 et 2) ; mais aussi rechercher des antécédents généraux de diabète, hypertension artérielle, maladie endocrine, neurologique ou rhumatismale, et familiaux par maladie héréditaire oculaire tels que glaucome, décollement de rétine, dystrophies choroïdiennes ou rétiniennes. Il doit faire préciser les habitudes de vie, le travail, un voyage récent en pays endémique.

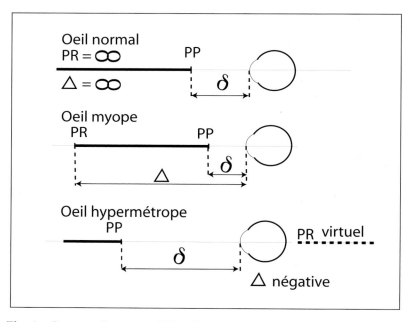

Fig. 1 – Punctum Remotum (PR) et Punctum Proximum (PP)
Le PP est le point le plus près de vision distincte, et le PR est le point le plus loin de vision distincte. δ est la distance de l'œil au PP et Δ est celle de l'œil au PR.
L'accommodation permet à l'œil *emmétrope** de voir nettement les objets entre son PR et son PP. L'œil normal a un PP à 30 cm de la cornée et un PR à l'infini. L'œil myope étant trop convergent ne voit que les objets rapprochés, son PP est très proche et son PR proche également.
L'œil hypermétrope, au contraire peu convergent, doit accommoder pour voir à l'infini. Son PP est éloigné et son PR « virtuel » en arrière de l'œil.

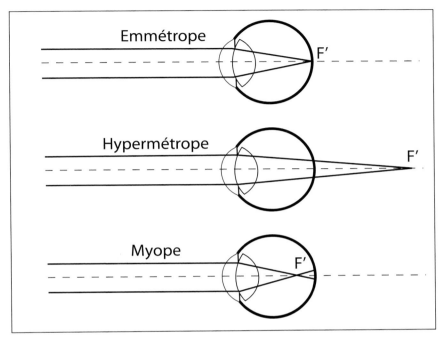

Fig. 2 – *Amétropies** axiles

C'est-à-dire anomalies de *réfraction** définies selon l'axe de l'œil, par opposition aux amétropies cornéennes, cristalliniennes et chorio-rétiniennes pathologiques.

Dans l'œil emmétrope, l'image F' de l'objet tombe sur la rétine.

L'œil hypermétrope est trop court, l'image F' est ramenée sur la rétine par un verre convexe.

L'œil myope est trop long, l'image F' de l'objet se forme en avant de la rétine, elle est ramenée sur la rétine par un verre concave.

Examen physique

Comment le faire avec des moyens sobres mais qui peuvent aider au diagnostic ? C'est, le plus souvent, un examen d'urgence qui doit se faire de façon bilatérale et comparative, en fonction des symptômes et de leur délai d'apparition.

L'interrogatoire aidé de l'inspection révèle différents signes.

J'ai préféré analyser les signes qui peuvent être obtenus et l'orientation diagnostique qui en résulte.

On décrira donc ici un examen systématique, sachant qu'il est très vite orienté, en priorité, vers la plainte du malade.

■ Acuité visuelle*

Elle est comparative, avec la correction optique habituelle du patient, et sans correction, monoculaire et binoculaire, de loin et de près, en cachant successivement un œil puis l'autre.

Le médecin doit avoir une échelle d'acuité de loin de type Monoyer, et de type Snellen pour les illettrés, allant de 1/10 à 10/10, qu'il fait lire au patient à 5 mètres, et un test « Cadet » pour les petits qui peut être lu à 2,5 m. Il doit avoir, également, un test de près équivalent au « Parinaud », P28 à P2 et au « Cadet » à présenter à 30 cm, tous les deux bien éclairés (figs. 3-6). S'il connaît l'acuité habituelle du patient avec sa correction, il peut soupçonner l'importance de la baisse visuelle éventuelle.

L'utilisation d'un trou sténopéique – une feuille de papier trouée au centre par une pointe de crayon – peut être utile dans certains cas de baisse visuelle : l'acuité est améliorée, par moindre diffusion, en cas de trouble cornéen ou cristallinien, ou de diplopie* monoculaire par trouble de la réfraction* (voir chapitre Personne âgée p. 133).

En cas de baisse très importante (acuité de moins de 1/10), le médecin fait compter ses doigts au patient, devant l'œil testé, en les rapprochant progressivement jusqu'à noter la distance de lecture correcte : « compte les doigts » à x cm, ou « voit bouger la main ». Enfin il teste la perception lumineuse à l'aide d'une lampe électrique qu'il projette devant la cornée, au centre et dans les quatre points cardinaux : il note s'il y a un quadrant où le patient ne voit pas – possibilité d'atteinte du champ visuel* et du nerf optique.

L'étude, parfois utile, de l'acuité visuelle objective* est l'affaire du spécialiste.

Chez l'enfant une acuité visuelle différente d'un œil à l'autre doit attirer l'attention sur la possibilité d'*aniséiconie** et d'*amblyopie** (voir chapitres Enfant et Strabismes).

M R T V F U E N C X D Z D	10/10
D L V A T B K U E R S N	9/10
R C Y H F M E S P A	8/10
E X A T Z H D W N	7/10
Y O E L K S F D I	6/10
O X P H B Z D	5/10
N L T A V R	4/10
O H S U E	3/10
M C F	2/10
Z U	1/10

Fig. 3 – Échelle de Monoyer adulte. L'acuité est étudiée à 5 mètres, en mono puis binoculaire, sans et avec ses lunettes si le patient en porte. Le test ici n'est pas à l'échelle.

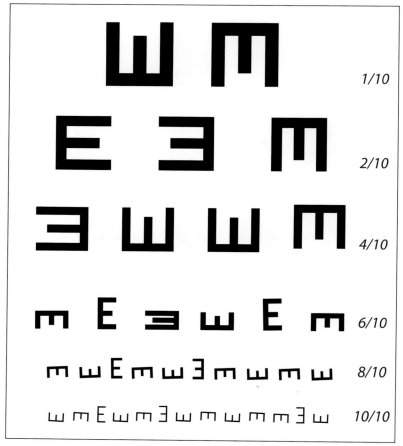

Fig. 4 – Test de Snellen pour illettrés

Pour un analphabète, ce test, en vision de loin à 5 m et de près à 30 cm, permet d'explorer avec autant de précision l'acuité visuelle que le Monoyer et le Parinaud. Le patient montre, avec sa main, la direction des branches du E. Il peut être utilisé aussi avec des enfants à partir de 5 ans.

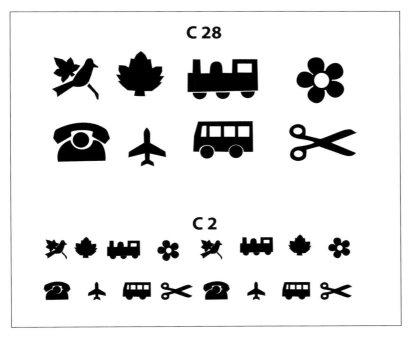

Fig. 5 – Test Cadet pour enfant.

Pour les petits, le test existe de près et de loin. Des dessins sont calibrés de C 28 à C2 pour lecture à 30 cm, et de 1 à 10/10 pour lecture à 2,50 m. Les intermédiaires ne sont pas représentés ici, le test n'est pas à l'échelle. Dès 2 à 3 ans, avec un peu d'habitude des deux parties, le petit enfant mis en confiance et préparé chez lui à la reconnaissance des dessins du test Cadet, répond très bien de près jusqu'à C2, d'abord en binoculaire puis en monoculaire, et, un peu plus âgé, il répond en vision de loin. S'il n'ose pas, il peut montrer sur une copie agrandie quel est le dessin étudié. Se renseigner à : « Optimum Tropique » - 126, rue Compans - 75019 Paris - info@tropique.fr.

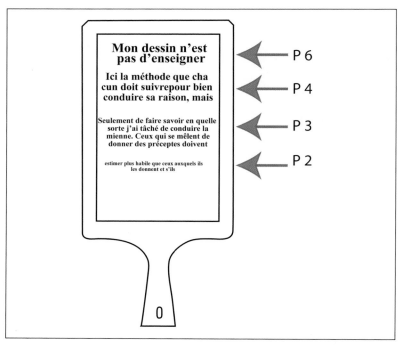

Fig. 6 – Test de Parinaud
Le test complet propose des lettres jusqu'à P 28. La lecture se fait à 30 à 40 cm avec la correction optique habituelle du patient en monoculaire, puis binoculaire.

■ Examen des pupilles

Situées au centre de l'iris, les pupilles sont normalement rondes, régulières, *isocoriques** et réactives. Elles se resserrent en *myosis** à la lumière, s'élargissent en *mydriase** dans l'obscurité (fig. 7). Elles s'examinent aussi à l'éclairement alterné et en accommodation-convergence.

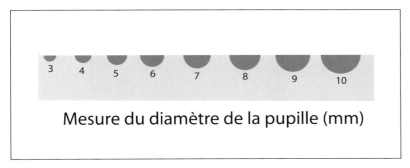

Mesure du diamètre de la pupille (mm)

Fig. 7 – Jauge pupillaire
Elle permet de mesurer, par comparaison, la taille de la pupille en approchant la règle au plus près de l'œil, sans le toucher. À droite : *mydriase**, à gauche : *myosis**. La moyenne est de 7 à 8 mm.

Étude de la taille des pupilles

L'inspection révèle l'*isocorie** ou l'*anisocorie** et oriente l'examen.
Une pupille anormale varie peu ou pas du tout lorsqu'on fait varier l'éclairement de la pièce ou de la lampe. Le jeu pupillaire s'étudie par la recherche du réflexe *photomoteur** et celle du réflexe *d'accommodation-convergence-myosis**.

Recherche du *réflexe photomoteur**
– À l'éclairement vif d'un œil, les deux pupilles se contractent des deux côtés : réflexe photomoteur *direct*, et *consensuel* normal (fig. 8).
– On recherche, également, l'augmentation de l'inégalité pupillaire à l'obscurité, puis à la lumière ambiante (fig. 9).
– À l'éclairement vif et alterné des deux pupilles, on recherche le *déficit pupillaire afférent relatif** : si l'une des pupilles se dilate au lieu de se contracter, c'est une atteinte du côté de la mydriase paradoxale (fig. 10 et voir chapitre Baisse d'acuité).
En cas de baisse importante de vision d'un œil, si la réaction pupillaire ne se fait pas, ce signe évoque un dommage du nerf optique de ce côté (voir chapitre Neuro-ophtalmologie).

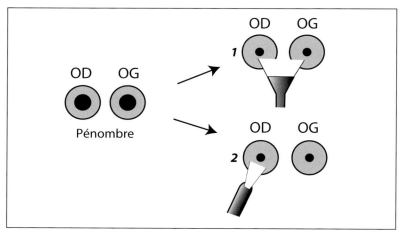

Fig. 8 – Réflexes photomoteurs normaux, directs et consensuels
1. Dans la pénombre, les deux pupilles sont égales et en mydriase.
2. Éclairées ensemble, elles se contractent en myosis.
3. L'éclairage vif d'une seule pupille entraîne une contraction simultanée et symétrique des deux.

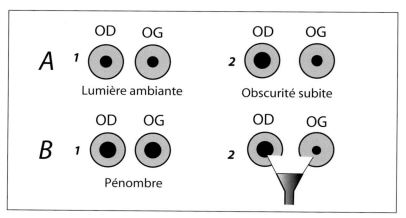

Fig. 9 – Recherche d'une atteinte unilatérale intrinsèque du III
A/ 1 et 2 : à la lumière ambiante les deux pupilles sont en myosis relativement symétrique. L'obscurité subite doit entraîner une dilatation simultanée des deux pupilles. Si l'une d'elles reste en myosis, cela témoigne d'un état pathologique de ce côté. Ce peut être un *syndrome de Claude Bernard Horner**.
B/ 1 et 2 : dans l'obscurité, il est difficile de distinguer une différence entre les deux pupilles. Si une lumière vive sur les deux yeux n'entraîne qu'un myosis unilatéral, la pupille qui reste en mydriase témoigne d'une pathologie de ce côté. Cela peut orienter vers une paralysie du III.

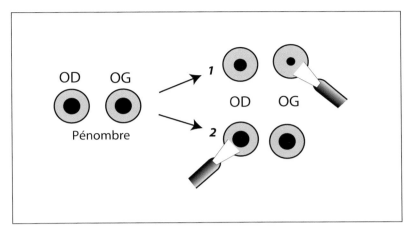

Fig. 10 – Recherche du *déficit afférent relatif*
Il se recherche, dans la pénombre, en éclairant rapidement une pupille puis l'autre alternativement.
L'éclairage vif de l'œil gauche [1] entraîne une réponse directe de celui-ci et une réponse, un peu faible, consensuelle de l'œil droit.
Et le passage, immédiat, à l'éclairage vif de l'œil droit [2] entraîne une mydriase anormale de ce côté.
Cet éclairage alterné met en évidence une réponse photomotrice directe ralentie et moins bonne que la réponse consensuelle. La dilatation secondaire anormale de la pupille droite sous éclairage direct affirme le diagnostic de neuropathie optique de ce côté.

Recherche du *réflexe d'accommodation-convergence-myosis**

En rapprochant un crayon progressivement vers le nez du patient qui fixe la pointe, on guette la convergence et le myosis des deux pupilles.
En cas de baisse importante de vision d'un seul œil, le myosis ne se fait pas, la pupille est en mydriase.
Chacune des anomalies doit faire chercher une cause, souvent évoquée par des symptômes associés neurologiques ou ophtalmologiques.
On peut être attentif, lors de cet examen, à une anomalie irienne : *anisochromie** ou *hétérochromie**, à une pathologie héréditaire telle que l'*aniridie**, ou à une déformation pupillaire évoquant une *synéchie** irido-cristallinienne (fig. 11 b) ou irido-cornéenne récente ou ancienne.

Toute pupille aréflexique doit évoquer la possibilité d'instillation de collyre, *mydriatique** ou *myotique**, ou de prise médicamenteuse licite ou non, d'où l'importance de l'interrogatoire du patient ou de l'entourage.

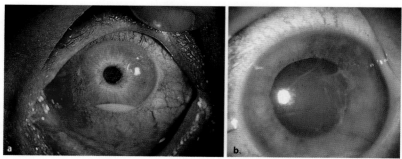

Fig. 11 – Uvéite
a) L'inflammation des vaisseaux autour du limbe scléro-cornéen et de tout le globe, et le *myosis** évoquent le diagnostic. Il peut s'y ajouter un hypopion fibrineux, niveau liquide blanchâtre dans le fond de la chambre antérieure
b) En cas de traitement tardif peut demeurer une synéchie irido-cristallinienne.

■ Oculomotricité

Son exploration permet de mettre en évidence un déficit oculomoteur (voir chapitres Strabismes, Paralysies pp. 73 et 78), de localiser une lésion et de tenter de définir un diagnostic afin d'adresser le patient, suivant le cas, à l'ophtalmologiste ou au neurologue (figs. 12-16).

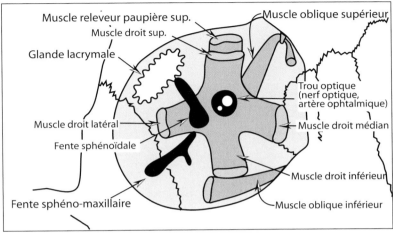

Fig. 12 – Organes de l'orbite, sauf les nerfs
L'orbite est une région carrefour entre l'endocrâne et l'œil. Tous les muscles oculomoteurs, ainsi que le releveur de la paupière
supérieure s'insèrent au fond du cône. Les nerfs sont représentés figure 13.

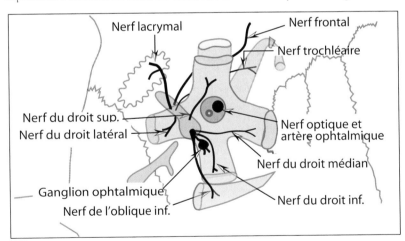

Fig. 13 – Nerfs traversant l'orbite
Par la fente sphénoïdale passent les branches des *paires crâniennes** destinées à l'innervation des muscles oculomoteurs extrinsèques, du releveur de la paupière supérieure et les fibres parasympathiques d'innervation intrinsèque (non visibles ici). Les nerfs frontal et lacrymal sont des rameaux de l'ophtalmique de Willis, branche du trijumeau qui participe à l'innervation sympathique, sensitive et sensorielle. Par le trou optique passe le nerf optique, accompagné de l'artère et de la veine ophtalmiques.

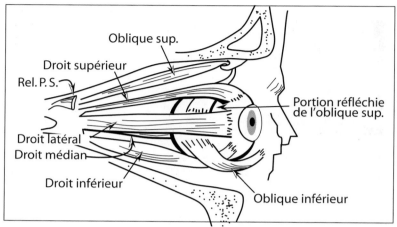

Fig. 14 – Muscles extrinsèques de l'œil
Leurs insertions se font, en arrière, sur le tendon de Zinn et en avant, sur le globe. Leurs contractions et mouvements coordonnés dirigent le regard dans toutes les directions.
Rel. PS = releveur de la paupière supérieure.

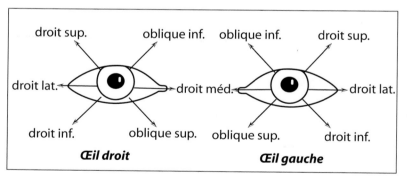

Fig. 15 – Champs d'action des muscles oculomoteurs
Le droit supérieur assure l'élévation et accessoirement l'extorsion (c'est-à-dire le regard en dehors). Le droit inférieur est abaisseur et accessoirement extorteur. Le droit latéral (ou externe) est uniquement extorteur. Le droit médian (ou interne) assure uniquement l'intorsion (regard en dedans, vers le nez). Le muscle oblique supérieur est intorteur et abaisseur. L'oblique inférieur est intorteur et élévateur.

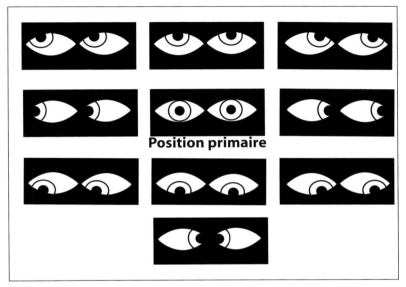

Fig. 16 – Étude de l'oculomotricité
Le médecin fait suivre son doigt à 50 cm, en partant du centre – position primaire, regard droit devant – dans toutes les directions du regard, en revenant à chaque fois au centre. Les mouvements des yeux doivent être symétriques. Si un œil ne suit pas dans une position, il y a déficience au niveau du ou des champs d'action du muscle étudié (voir fig. 15). Cet examen est fondamental pour détecter un strabisme ou une paralysie. Il doit être recherché en binoculaire et en monoculaire où peut apparaître un *nystagmus**.

■ *Champ visuel* au doigt**

Son appréciation se fait par confrontation. De cette façon on peut évaluer un déficit important qui permet de reconnaître une cécité unilatérale, une atteinte sur les voies visuelles (fig. 17) ou une atteinte altitudinale supérieure ou inférieure – le patient ne voit plus le doigt en haut, ou en bas – : possibilité de décollement de rétine, ou encore une atteinte maculaire au test d'Amsler (figs. 18 et 19 ; voir aussi les chapitres Atteinte du champ visuel p. 104, DLMA p. 136 et Neuro-ophtalmologie p. 168).
En tout cas une anomalie à confier à l'ophtalmologiste ou au neuro-ophtalmologiste.

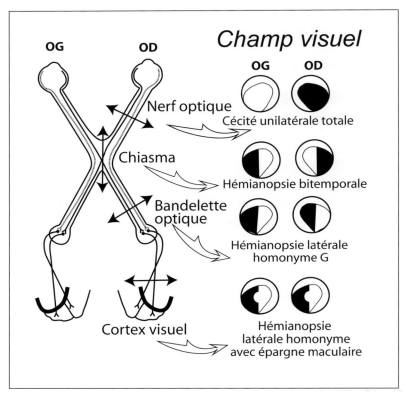

Fig. 17 – Voies optiques et champs visuels
Le champ visuel est amputé selon l'étage atteint. À partir du chiasma, le déficit du champ visuel est fonction de la décussation des fibres nasales à son niveau. Le faisceau des fibres maculaires, non représenté ici, peut être endommagé à plusieurs niveaux ou épargné. Si les deux cortex visuels sont atteints, c'est la cécité totale corticale. Les lésions ont été considérées ici comme totales à chaque étage. Il peut y avoir des lésions partielles qui altèrent le champ visuel de façon plus complexe. Le noir correspond à la cécité.

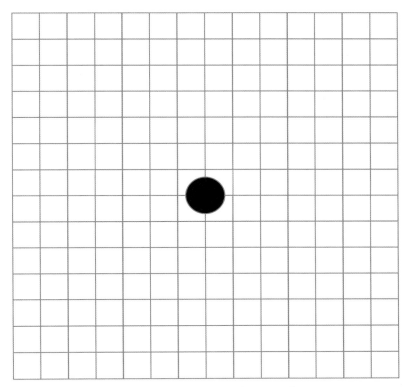

Fig. 18 – Test d'Amsler

En fixant le point central noir, en monoculaire, à une distance de 30 cm, avec sa correction éventuelle, le patient doit voir nettes toutes les lignes des carreaux, y compris les angles du test. S'il n'y parvient pas, on lui demande de dessiner, tout en fixant le centre, la tache qui cache un ou plusieurs des carreaux ou les déformations des lignes. La figure peut être photocopiée et donnée au patient pour autocontrôle de son champ visuel central, à domicile, au cas où l'ophtalmologiste aurait signalé la présence de *drüsens** paracentraux pouvant atteindre subitement la macula.

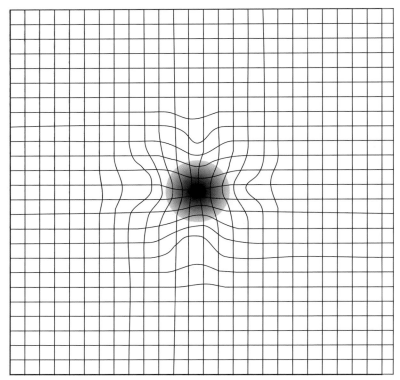

Fig. 19 – Dégénérescence maculaire liée à l'âge.
Exemple de déformations visuelles autour du point central au test d'Amsler.

■ *Tension oculaire au doigt**

Il suffit d'avoir un peu l'habitude de la tension normale. Dans cette manœuvre, l'œil hypertendu paraît plus dur par comparaison à l'autre.
Cette appréciation, bien entendu, reste très subjective. Mais peut être intéressante en cas de suspicion de glaucome aigu, surtout si l'œil n'est ni très rouge, ni très douloureux.
Attention : ne pas faire cela en cas de traumatisme qui pourrait être perforant. Ce geste risquerait d'entraîner une extravasation de l'humeur aqueuse de la chambre antérieure, voire du vitré, en rouvrant une plaie déjà quelque peu colmatée (fig. 20).

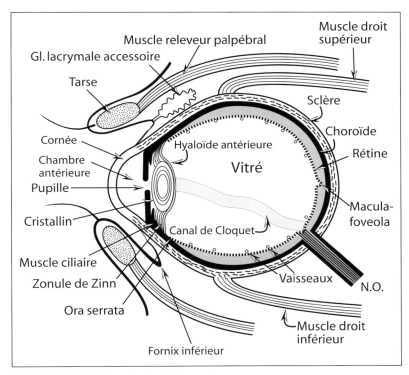

Fig. 20 – Coupe sagittale du globe oculaire

Les trois tuniques sont représentées : 1) la sclère – ou sclérotique – se prolonge en avant par la cornée transparente dont elle est séparée par le limbe scléro-cornéen (fig. 24). L'épisclère qui recouvre la sclère n'est pas figurée sur le schéma ; 2) La choroïde nourricière ; 3) La rétine sensorielle. Le canal de Cloquet et la hyaloïde participent au maintien de la structure du vitré. La pupille est sous contrôle des systèmes sympathique et parasympathique.

Les fornix inférieur et supérieur sont les culs-de-sac sous-palpébraux donnant de la souplesse à la conjonctive.

L'artère et la veine centrales de la rétine ne sont pas figurées.

NO = Nerf optique

■ Examen des *paupières**

La palpation d'une paupière rouge, gonflée, permet de faire la distinction entre : une inflammation conjonctivale, une petite tuméfaction au niveau du *tarse** : un chalazion et un œdème, avec crépitation, en cas de traumatisme de la face, par exemple (voir chapitre Œdèmes orbito-palpébraux p. 87). Au niveau des bords palpébraux, on peut voir un orgelet (fig. 21).
Il faut retourner la paupière supérieure (figs. 22 et 23), puis tirer vers le bas sur l'inférieure, pour chercher un corps étranger superficiel, évoqué par la grande douleur au battement de paupières avec *blépharospasme**, ou pour voir des follicules conjonctivaux, un petit chalazion ou une tumeur sous-palpébrale. Ce geste n'est pas douloureux s'il est fait rapidement, de manière précise, douce, et après avoir expliqué ce que l'on va faire au patient qui a peur.
Un *test du glaçon** positif en cas de ptôsis peut évoquer une myasthénie (voir chapitres Ptôsis p. 84 et Diplopie p. 112).

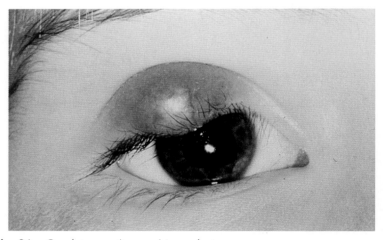

Fig. 21 – Orgelet, paupière supérieure droite
Tuméfaction jaunâtre du bord palpébral entourée d'inflammation, due à une infection par un staphylocoque doré au niveau du bulbe d'un cil.

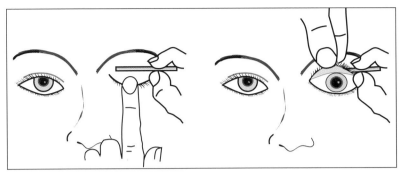

Fig. 22 – Retournement de la paupière supérieure
La paupière supérieure baissée, on pose le coton-tige dessus et on retourne doucement la paupière en tirant légèrement sur les cils. La conjonctive prétarsale sous-palpébrale, contenant les glandes de Meibomius, apparaît alors au-dessus de l'iris (fig. 23).

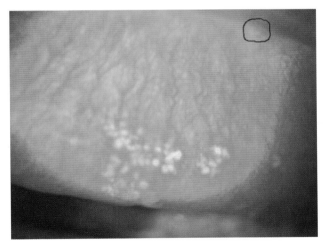

Fig. 23 – Paupière supérieure retournée
Inflammation conjonctivale prétarsale avec rougeur, papilles et douleur au clignement, due à la présence d'un corps étranger sous-palpébral non métallique sous le bord interne, qu'il faut rechercher (dans le cercle).

■ Examen de la *cornée** et des tuniques de l'œil (figs. 20, 24, 25)

Il est succinct sans appareil spécialisé, mais peut orienter le diagnostic grâce à un bon éclairage. On vérifie la bonne transparence cornéenne, ainsi que l'absence de corps étranger métallique superficiel visible à l'œil nu et d'ulcère constitué : tache translucide dans un quadrant. On peut découvrir une lésion superficielle importante par un *test à la fluorescéine**, collyre que tout médecin peut se procurer (fig. 26). Et vérifier, par ce même test, la perméabilité de la voie lacrymale correspondante : le mouchoir recueille un liquide jaune (voir chapitres Œil rouge p. 50, Nourrisson p. 140 et Comment instiller un collyre, figs. 27 et 28).

La conjonctive doit être translucide sur la blancheur de la *sclère** (pp. 39-40), les vaisseaux à peine soupçonnés.

Si l'on craint une sécrétion insuffisante de larmes, on peut étudier le larmoiement grâce au test de Schirmer (fig. 29).

Le *test de sensibilité cornéenne** (p. 41), à l'aide d'un fil de coton tourné, peut être utile également en cas de zona ophtalmique, trouble neurologique, *lagophtalmie** paralytique ou traumatique (fig. 30).

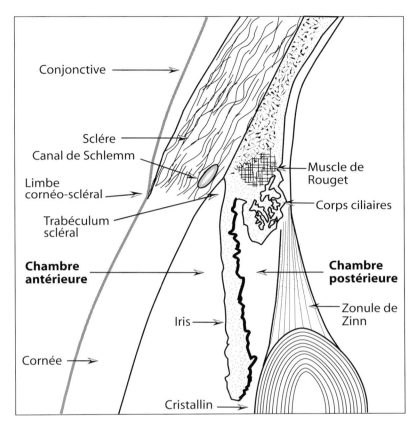

Fig. 24 – Angle de la chambre antérieure, dit aussi angle camérulaire
Conjonctive et sclère se réunissent au pourtour de la cornée au niveau du limbe
cornéo-scléral à hauteur de l'angle. Iris et corps ciliaire prolongent en avant la
choroïde formant à eux trois l'uvée.
L'humeur aqueuse sécrétée par le corps ciliaire passe de la chambre postérieure
à la chambre antérieure et s'évacue dans l'angle, par les pertuis du trabéculum
scléral et du canal de Schlemm (voir fig. 43 p. 65).

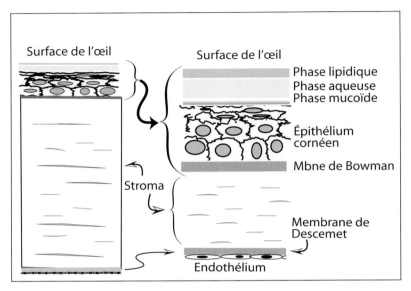

Fig. 25 – Histologie de la cornée
La phase externe des larmes limite l'évaporation, l'épithélium cornéen reçoit l'oxygène nécessaire à la transparence. La membrane de Bowman protège le stroma cornéen – lésée, elle ne se reconstitue pas. La membrane de Descemet est la plus profonde – lésée, elle s'enroule. Elle est tapissée par l'endothélium pavimenteux qui baigne dans l'humeur aqueuse et règle l'hydratation de la cornée. Les cellules de l'endothélium sont en nombre déterminé et comptées avant chirurgie endoculaire (pour cataracte par exemple).

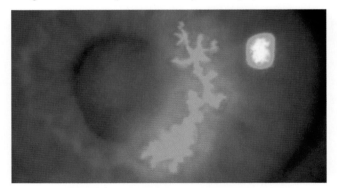

Fig. 26 – Kératite herpétique
Lésion cornéenne superficielle dendritique mise en évidence par une goutte de fluorescéine (distribuée par laboratoire Novartis®, fluorescéine unidoses ou buvard).

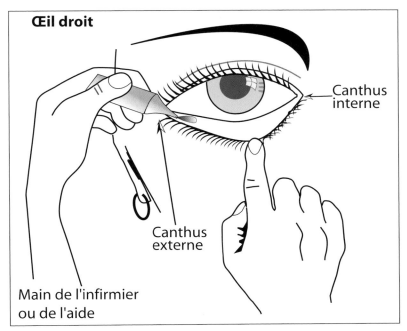

Fig. 27 – Comment instiller un collyre

Toujours faire tomber la goutte dans la paupière inférieure, près du canthus externe, afin que le collyre arrose bien tout l'œil avant que le reste ne soit évacué au niveau du point lacrymal inférieur, près du canthus interne, à travers les voies lacrymales et jusqu'au nez (fig. 28).

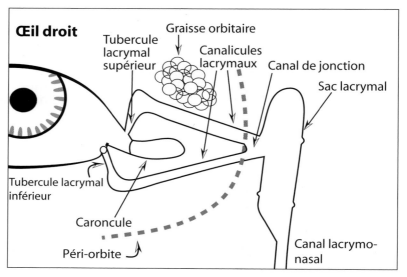

Fig. 28 – Voies lacrymo-nasales
Les larmes sont évacuées par les canalicules lacrymaux qui se rejoignent en un canal de jonction étroit s'ouvrant dans le sac lacrymal, puis elles s'écoulent vers la cavité nasale. Ceci explique l'évacuation des larmes et des collyres par la narine homolatérale.

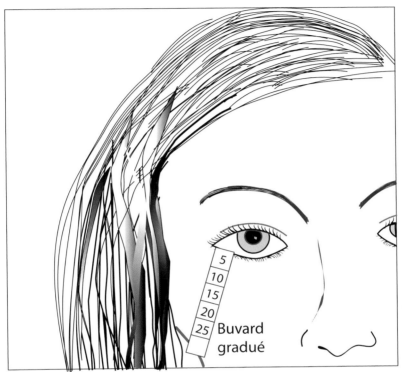

Fig. 29 – Test de Schirmer
L'extrémité du buvard gradué de 5 en 5 est pliée pour être posée dans le cul-de-sac de la paupière inférieure. La sécrétion lacrymale normale imbibe au moins quatre divisions en 3 minutes, jusqu'à la graduation 20. Buvards distribués en flacons par Gecis - BP 11 - 41600 Lamotte-Beuvron

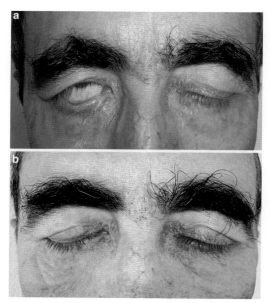

Fig. 30 – Lagophtalmie paralytique œil droit
a) La cornée n'est plus protégée, il y a risque d'ulcération et de sécheresse ;
b) Après traitement chirurgical.

■ Fond d'œil

Le médecin peut disposer d'un ophtalmoscope s'il a appris à s'en servir. Mais, le plus souvent, il doit demander, par lettre, à l'ophtalmologiste un examen du fond d'œil en expliquant la raison de sa sollicitation.
D'autres méthodes d'examen sont uniquement utilisées par le spécialiste.
L'examen à la lampe à fente qui offre la vision en coupe de l'œil, la gonioscopie qui permet d'analyser l'angle irido-cornéen (fig. 24 p. 37)
Les examens ophtalmologiques de plus en plus informatisés, tels que le *champ visuel** statique (fig. 31), l'*OCT** ou *l'UBM échographie** et autres analyseurs optiques, les *angiographies** fluorescéinique ou au vert d'indocyanine, l'*échographie oculaire**, la *biométrie** et la *topographie** cornéenne, apportent à l'ophtalmologiste des précisions nécessaires à l'élaboration du diagnostic et du traitement.
L'*électrophysiologie** oculaire permet le diagnostic des maladies chorio-rétiniennes centrales ou périphériques et des voies visuelles, génétiques ou acquises

(fig. 32). Courbes normales d'*électrorétinogramme** et de *Potentiel évoqué visuel** : figs. 33 et 34 pp. 45 et 46.

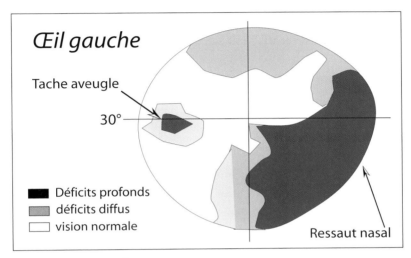

Fig. 31 – *Champ visuel** statique
Avec le champ visuel informatisé (appareil Humphrey ou Octopus), au lieu d'être présentés de la périphérie vers le centre de façon cinétique, les tests le sont de façon statique, point par point, selon un mode aléatoire et répété. L'examen rend compte, de façon précise, des différentes valeurs *quantifiées des déficits et de leur profondeur*. Cette figure représente un exemple, très schématisé, d'un champ central avec ressaut nasal inférieur qui s'approche de la macula, évoquant un glaucome déjà avancé.

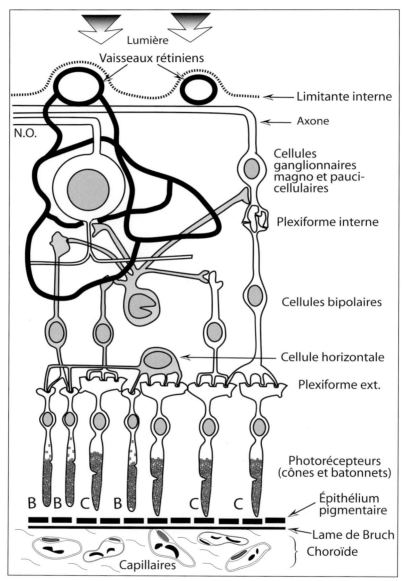

Fig. 32 – Histologie chorio-rétinienne

La choroïde assure par imbibition les apports nutritifs aux cellules visuelles – cônes et bâtonnets – à travers l'épithélium pigmentaire et la lame de Bruch. Les artères et veines rétiniennes, sous la limitante interne, participent aussi à l'apport nutritif et d'oxygène depuis les couches superficielles jusqu'à la couche plexiforme externe.

Les axones des cellules bipolaires constituent le premier neurone, ceux des cellules ganglionnaires – ou champs récepteurs rétiniens –, le deuxième neurone. Ce sont les fibres du nerf optique.

NO = nerf optique.

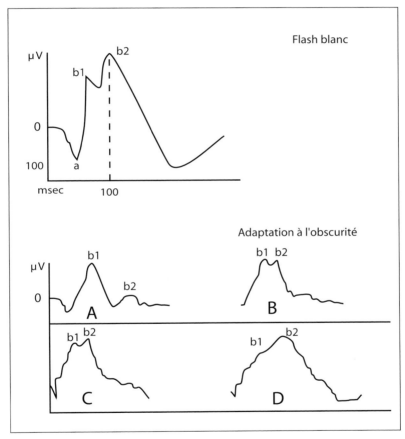

Fig. 33 – *Électrorétinogramme** normal

La courbe schématique en stimulation par flash blanc en ambiance photopique est constituée de deux ondes principales : l'onde « a » qui correspond à la réponse des cônes et l'onde bifide « b1/b2 » à celle des bâtonnets. Les stimulations en blanc testent la réponse globale. La courbe dynamique teste l'adaptation des bâtonnets à l'obscurité.

Les stimulations en rouge et en bleu, qui testent respectivement l'activité des cônes et celle des bâtonnets, ne sont pas représentées.

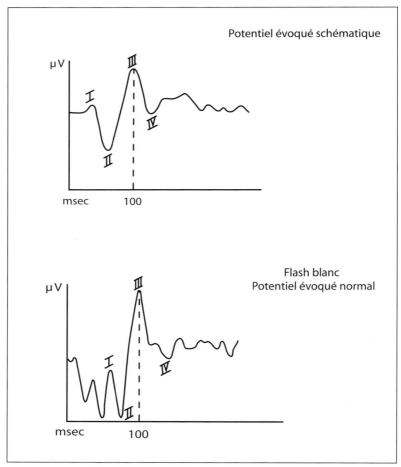

Fig. 34 – *Potentiel évoqué visuel** normal

Les stimulations se font par flash, (damiers 60 et 30 minutes d'arc ou on/off et flicker non représentés ici). On voit, sur la figure, un tracé typique schématique en stimulation lumineuse par flash blanc. La déflexion positive II/III correspond normalement à un pic de latence de 100 à 125 millisecondes ; c'est ce pic et cette latence qui permettent d'affirmer la présence du PEV.

Grâce à son examen sobre mais attentif, le médecin ou le pédiatre peut découvrir des signes *a minima* qui, liés à l'interrogatoire, font craindre une urgence neuro-vasculaire grave, par exemple : *syndrome de Claude Bernard Horner**, dissection carotidienne, maladie de Horton.

Ou bien, plus fréquemment, la connaissance de chaque symptomatologie, associée aux renseignements cliniques donnés par l'interrogatoire et l'examen du patient, doit suffire et inviter le médecin à prescrire un traitement simple et éventuellement des examens biologiques (VS, CRP) et cardiovasculaires, ou à envoyer le patient chez le spécialiste de façon plus ou moins urgente.

SYMPTOMATOLOGIE CLINIQUE ORIENTANT L'EXAMEN, LE DIAGNOSTIC ET LE TRAITEMENT

J'ai choisi de séparer les situations rencontrées en trois cas de figure possibles.

Dans le premier cas : le médecin observe une anomalie dès l'entrée du patient.

Deuxièmement : le patient se plaint d'un trouble oculaire non visible.

Dans le troisième cas : c'est le médecin qui décide et incite le patient, atteint d'une maladie pouvant toucher l'œil, à consulter en ophtalmologie.

Le trouble est visible dès l'entrée du patient

■ Œil rouge

L'interrogatoire permet, à lui seul, de déterminer la nature bien spécifique de l'œil rouge : s'il est indolore avec acuité visuelle conservée, ou s'il s'agit d'un œil rouge et douloureux.

L'inspection, avec un bon éclairage, observe la transparence de la cornée entourée du limbe, l'iris, la pupille, et la conjonctive bulbaire (figs. 20 et 24).

L'examen permet de constater des lésions superficielles ou de soupçonner des lésions profondes.

Rougeur oculaire indolore

Hémorragie sous-conjonctivale

L'interrogatoire dès l'entrée du patient permet de déterminer les faits suivants : tout à coup, lors de la toilette du matin, le patient a découvert son œil rouge, ou son entourage le lui a fait remarquer dans la journée, ou bien, progressivement, cette tache de sang est apparue sous la conjonctive bulbaire, d'un seul côté. Le patient confirme une absence de douleur spontanée ou aux mouvements de l'œil, à peine une petite gêne, et une absence de baisse visuelle. Il n'y a pas de notion de corps étranger possible sous-palpébral qui aurait provoqué le saignement, ni de traumatisme, ni de chirurgie oculaire récente. En cas de trouble cardiovasculaire connu du généraliste, vérifier l'absence de prise d'anticoagulant ou d'antiagrégant plaquettaire, aspirine par exemple, prescrit récemment par un autre confrère. Il n'y a pas, non plus, de notion de toux, ni d'effort qui en seraient à l'origine. L'interrogatoire recherche si le sujet a un diabète ou une hypertension artérielle, surtout en cas de récidive.

À l'examen, la rougeur tranche complètement avec les parties blanches bulbaires non touchées. Elle est localisée, le plus souvent à un secteur : angle interne ou externe, ou bien plus importante, tout autour de la cornée, ce qui affole le patient.

Cependant, ce peut être une véritable ecchymose sous-conjonctivale, violacée, formant un bourrelet autour du limbe. Si l'hémorragie est plus ancienne, ses bords sont verdâtres, témoin de la biligénie de résorption.

L'examen vérifie que l'acuité visuelle est conservée de loin comme de près, qu'il n'y a pas d'atteinte de la transparence cornéenne. Il faut retourner délicatement la paupière supérieure, afin de dégager la conjonctive palpébrale qui tapisse le tarse (fig. 35) à la recherche d'un petit point noir suspect de corps étranger sous-palpébral irritatif (figs. 22 et 23 p. 35). Cette manœuvre doit être faite après avoir vérifié qu'il n'y a pas d'hypertension oculaire manifeste, car le léger appui compromettrait la vérification, dans les minutes suivantes, de la *tension oculaire au doigt**.

Il n'est pas nécessaire, s'il s'agit d'une simple hémorragie spontanée, non récidivante, de demander en urgence quelque examen complémentaire. Cependant, chez le diabétique par exemple, une enquête médicale ou un examen ophtalmologique avec fond d'œil peuvent paraître utile, à la recherche d'autres hémorragies.

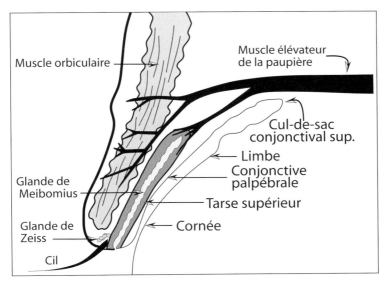

Fig. 35 – Coupe d'une paupière
Le tarse supérieur est situé au centre de la paupière, il contient la glande de Meibomius dont les pertuis s'ouvrent tout le long du bord palpébral. L'obstruction d'un conduit entraîne l'inflammation de la glande et la formation d'un chalazion dans le tarse. Les glandes de Zeiss et de Moll entourent le bulbe ciliaire ; l'infection staphylococcique du bulbe et des glandes de Zeiss donne un orgelet (fig. 21).

S'il y a eu traumatisme, oculaire ou locorégional, il faut diriger le patient vers un service adéquat.

Le plus souvent l'hémorragie sous-conjonctivale, non traumatique, est idiopathique ou sans conséquence grave, elle régresse sans traitement en quelques jours.

Il n'en faut pas moins être vigilant, car un œil rouge non douloureux peut cacher une évolution torpide de kératite, d'iritis ou de glaucome en cours de fermeture de l'angle.

Conjonctivites

La conjonctivite est une inflammation, sous toutes ses formes possibles, de la muqueuse conjonctivale qui recouvre la face postérieure des paupières et la *sclère** jusqu'au limbe cornéo-scléral (figs 20, 24, et 35 pp. 33, 37 et 51). Il y a toujours hyperhémie conjonctivale diffuse, parfois *chémosis**.

Les aspects cliniques sont de trois types : viral, bactérien purulent, ou allergique.

– Conjonctivite virale

C'est en général une conjonctivite à adénovirus. Elle peut ne pas se limiter à la conjonctive et atteindre la cornée, c'est alors une kérato-conjonctivite (fig. 36 et voir Kératite, p. 58).

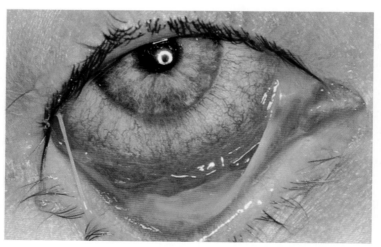

Fig. 36 – Conjonctivite ou kérato-conjonctivite à adénovirus
Rougeur conjonctivale diffuse, parfois hémorragique, avec cercle rouge périkératique et atteinte cornéenne.

Le patient se plaint d'une rougeur de tout l'œil, d'une vision floue « comme à travers des nuages », d'un larmoiement clair, constant, créant une irritation palpébrale inférieure avec prurit, et souvent d'une gêne plus que d'une douleur. Le médecin recherche une contagion familiale ou environnante, ou une rhino-pharyngite dans les jours précédents et fait préciser le caractère unilatéral d'abord, puis bilatéral, la possibilité de fièvre, la proximité de maladie virale dans l'entourage.

L'examen révèle une hyperhémie diffuse du globe et des suffusions hémorragiques conjonctivales, avec follicules hémorragiques sous-palpébraux. Parfois des nodules cornéens sous-épithéliaux, taches visibles à l'œil nu ou à la loupe, expliquent l'acuité visuelle floue et doivent évoquer une kérato-conjonctivite, avec atteinte à la fois de la conjonctive et de la cornée (figs. 20 et 36 pp. 33 et 52). La palpation sous-maxillaire et prétragienne découvre une adénopathie.

Difficile à traiter, cette conjonctivite est souvent longue à guérir, en 4 à 8 semaines.

Si elle est peu importante au début : prescrire des agents mouillants, un collyre antiseptique, et, en cas de surinfection, un collyre antibiotique. Il faut insister sur l'importance de l'hygiène des mains pour préserver l'entourage. Il peut être nécessaire de prescrire un arrêt de travail.

Il faut revoir le patient dans les 24 à 48 heures.

Après ce délai, s'il n'y a pas régression, l'examen ophtalmologique peut révéler une atteinte cornéenne ou plus profonde.

Ce peut être, aussi, une conjonctivite herpétique : des vésicules herpétiques palpébrales accompagnent l'œil rouge. On apprend que le patient a une gêne importante au clignement avec impression de corps étranger, de diminution de l'acuité visuelle et qu'il a eu des épisodes identiques oculaires ou d'herpès labial ou génital antérieurs.

Un contrôle ophtalmologique est indispensable.

Le traitement se fait par antiviraux locaux, Virgan® gel, ou parfois, s'il y a récidive, par voie générale : Zélitrex®, à voir avec le spécialiste, et antiseptiques ou antibiotiques locaux.

– Conjonctivite purulente, bactérienne

La conjonctivite purulente du nouveau-né ou du nourrisson, ou celle de la personne âgée sont traitées à part.

Chez l'adulte, le pus que le malade recueille souvent dans un mouchoir s'accumule dans l'angle interne de l'œil.

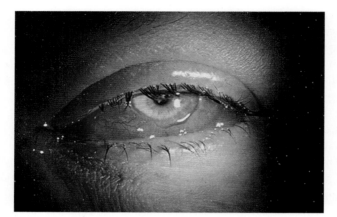

Fig. 37 – Chémosis conjonctival aigu

L'interrogatoire apprend que le patient s'est réveillé, le matin même, avec un œil un peu rouge, dont s'écoulent des sécrétions plus ou moins épaisses, blanchâtres, avec les cils collés et les paupières tuméfiées.

En retournant la paupière inférieure, le médecin découvre des petites « papilles conjonctivales » : multiples petites formations surélevées sous la conjonctive et centrées par un vaisseau.

Après rinçage de l'œil au sérum physiologique, se révèle parfois un *chémosis** (fig. 37, et voir Œdème palpébral, p. 87). Une adénopathie prétragienne homolatérale nécessite la recherche d'une maladie plus générale : infection urinaire, génitale, pulmonaire ou locorégionale telle que sinusite qu'il faut explorer en oto-rhino-laryngologie, ou infection des voies lacrymales à vérifier en ophtalmologie.

Le traitement se fait par collyre antibiotique local à large spectre, éventuellement précédé d'un prélèvement des sécrétions : Chibroxine® ou Fucithalmic®, 6 fois par jour pendant au moins 6 jours par exemple, en fonction de l'antibiogramme. La guérison doit être rapide en quelques jours.

– *Conjonctivite allergique*

L'interrogatoire met en évidence un terrain atopique.

C'est une conjonctivite le plus souvent chronique, bilatérale, isolée ou évoluant par poussées, ou saisonnière, ou une conjonctivite cyclique en rapport avec certains allergènes déjà répertoriés chez ce patient, ou encore due à une prise antérieure de médicament.

Le patient se plaint d'une photophobie, d'un prurit important, d'une chaleur intra-oculaire et d'une fatigabilité de l'œil.

L'examen constate une *blépharite**, ou un eczéma des paupières avec un œil légèrement rouge, ou, à l'œil nu, des papilles ou des gros follicules soulevant la conjonctive palpébrale supérieure et inférieure et tarsale (figs. 22 et 23 p. 35). Il y a peu ou pas de sécrétions.

Parfois, la rougeur est localisée, angulaire et phlycténulaire : une adénopathie prétragienne ou sous-maxillaire peut évoquer, alors, une réaction à un foyer infectieux dentaire ou ORL.

On traite par collyres antiallergiques et corticothérapie locale sous surveillance ophtalmologique. S'il y a récidive, il faut organiser une prise en charge allergo-ophtalmologique avec tests : éosinophilie – plus de 400/mm^3, voire IgE spécifiques RAST ou totales PRIST – et examen des larmes. Parfois un bilan dentaire ou ORL est nécessaire.

Œil rouge et douloureux

L'association d'une douleur à la rougeur de l'œil doit faire craindre une atteinte sous-conjonctivale sclérale ou plus profonde.

Épisclérite et sclérite

C'est une inflammation de la *sclère** ou de l'épisclère qui la recouvre (figs. 20 et 24 pp. 33 et 37). Seuls le niveau et le degré d'atteinte changent. C'est en général un adulte jeune, une femme plus souvent.

Il y a deux signes communs :

– La douleur plus ou moins importante, profonde par comparaison à la douleur superficielle de l'atteinte cornéenne, qui s'accentue avec les mouvements du globe.

– La rougeur par vasodilatation des vaisseaux épiscléraux et conjonctivaux, qui est souvent associée à des nodules sous- conjonctivaux bulbaires (fig. 38).

Le test à une goutte de néosynéphrine à 10 % permet de les distinguer : c'est une épisclérite si l'hyperhémie vasculaire disparaît ou diminue très vite après l'instillation, c'est plutôt une sclérite si la rougeur demeure identique après quelques minutes.

La recherche des causes et le traitement sont semblables.

– Épisclérite

On apprend du patient la survenue subite des douleurs aux mouvements du globe, ainsi que lorsqu'il touche doucement son œil.

L'examen constate une couleur rose saumon ou violacée du globe, diffuse ou le plus souvent sectorielle, sans ou avec plusieurs petits nodules visibles à la loupe sous la conjonctive bulbaire (fig. 24). Parfois on peut voir un seul nodule plus gros, entouré de vaisseaux sinueux dilatés et mobiles sur les plans profonds (fig. 38).

Le test à une goutte de néosynéphrine 10 % est positif : la rougeur disparaît en une à deux minutes.

Attention : il faut bien vérifier avant de faire ce test qu'il ne s'agit pas d'un glaucome aigu (fig. 39) S'il y a doute, envoyer en urgence à l'ophtalmologiste.

L'affection est bénigne, mais souvent récidivante. Son traitement repose sur l'association d'un antibiotique et de corticoïdes en collyre 4 à 6 fois par jour, pendant 8 à 10 jours.

La guérison est rapide. En cas de récidive, il faut rechercher une cause tuberculeuse ou rhumatismale, mais la maladie est en général idiopathique.

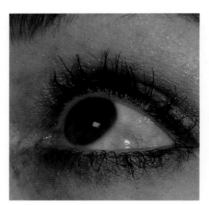

Fig. 38 – Épisclérite
Épisclérite : rougeur sectorielle, cornée claire. Elle est souvent accompagnée d'un (ou plusieurs) nodule sous-conjonctival jaunâtre, entouré de vaisseaux que l'on voit sur la photo.

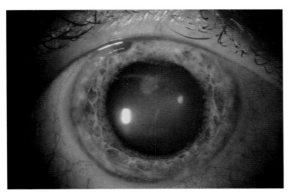

Fig. 39 – Glaucome aigu par fermeture de l'angle
Cercle périkératique, avec rougeur de tout le globe, associés à une *mydriase**
aréflexique et un œil tendu.

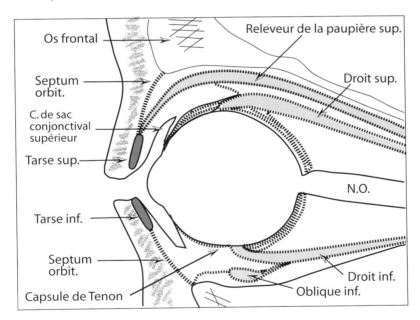

Fig. 40 – Capsule de Tenon
Membrane fibreuse recouvrant la sclère de l'œil. Les principales expansions
fibreuses qui entourent les muscles et le septum sont figurées en gros pointil-
lés. La capsule se termine en avant sous la conjonctive bulbaire qui glisse sur
le globe jusqu'aux culs-de-sac conjonctivaux supérieur et inférieur. NO = Nerf
optique

– Sclérite

C'est une affection plus grave, un peu plus profonde car la capsule de Tenon est tout près et peut être atteinte (figs. 40 et 20).

À l'arrivée, le patient décrit une douleur profonde dans le globe, il ne peut pas toucher son œil, ni le bouger sans entraîner une douleur.

L'interrogatoire apprend que la douleur a été le premier signe ou qu'elle a été précédée d'une rougeur vive diffuse tout autour de la cornée. Les vaisseaux sont rayonnants autour du limbe cornéo-scléral (fig. 24 p. 37). On observe parfois un aspect noirâtre de nécrose, signe de gravité, ou des zones bleutées résultant d'épisodes récurrents, ou un gros nodule.

Le test à la néosynéphrine est négatif : la rougeur demeure après l'instillation.

Il faut songer à une maladie systémique et demander les bilans biologiques et ophtalmologiques nécessaires au diagnostic des différentes causes possibles : tuberculose, syphilis, zona, granulomatose, goutte, polyarthrite rhumatismale, maladie de Horton, sarcoïdose, maladie de Behçet, etc.

Une fois ces recherches révélées négatives, la sclérite peut être considérée comme idiopathique.

Le traitement local et général recourt aux anti-inflammatoires ou aux corticoïdes ; il faut envoyer à l'ophtalmologiste pour le bilan et un suivi par spécialiste.

Kératites

Ce sont toutes les atteintes de la *cornée** (figs. 20, 24 et 25 pp. 33, 37 et 38). La moindre atteinte de la cornée peut évoluer vers une cicatrice plus ou moins profonde qui endommage la transparence de l'organe, et qui altère la vision.

Toutes les kératites ont trois points communs : la douleur, une rougeur péri-limbique et une photophobie. Un larmoiement et un *blépharospasme** sont également évocateurs (voir pp. 86 et 96).

– Kératite ponctuée superficielle

C'est la plus courante. La douleur a été subite, le matin au réveil, ou à l'ablation d'une lentille, et elle a été suivie immédiatement de rougeur. Le patient se plaint d'une baisse visuelle ou de vision floue.

Il convient de rechercher un traumatisme, ou une irritation sous-palpébrale chez un ouvrier métallurgiste, ou du bâtiment, ou chez un porteur permanent de lentilles correctrices ou de couleur, et de s'enquérir de la connaissance d'un terrain allergique ou d'une exposition prolongée au soleil ou à la neige.

À la loupe, on voit des lésions étoilées, plus ou moins visibles sans colorant. L'épithélium cornéen (fig. 25 p. 38) est rompu en de multiples points visibles au *test à la fluorescéine**, si le médecin est équipé.

Il faut retourner la paupière supérieure à la recherche d'une cause irritative : corps étranger possible (figs. 22 et 23 p. 35), examiner la conjonctive et son cul-de-sac inférieur (figs. 35 et 40), vérifier la qualité du clignement, penser à la sécheresse lacrymale, faire le test de Schirmer (fig. 29 p. 41) et le *test de sensibilité cornéenne** avec un fil de coton.

Le traitement dans les cas simples consiste à faire arrêter le port de lentilles, prescrire suivant le cas un collyre antiseptique, antibiotique local, ou anti-allergique de peu de durée à raison de 6 fois par jour pendant 5 à 6 jours, éventuellement poser un pansement oculaire qui facilite la cicatrisation, diminue la douleur et la photophobie.

Il est relativement facile d'enlever un corps étranger sous- palpébral avec un coton-tige, mais il ne faut pas essayer de le faire lorsque le corps étranger est sur la cornée. Il vaut mieux, alors, confier la tâche au spécialiste.

– Kératite herpétique

Elle peut accompagner un herpès du visage, mais le plus souvent elle est purement cornéenne. C'est la manifestation d'une réactivation neuronale du virus HSV1.

Les signes d'appel sont plutôt bruyants.

L'interrogatoire du patient venu en urgence, l'œil caché derrière un mouchoir ou des lunettes noires, met en évidence le principal symptôme qui est la douleur unilatérale au clignement et à la lumière. Un larmoiement et un *blépharospasme** parfois importants sont signalés (voir pp. 86 et 96).

Il faut interroger le patient sur la possibilité d'une primo-infection herpétique récurrente orale, labiale, génitale et même oculaire et d'un facteur déclenchant : exposition solaire – neige ou mer –, stress ou traumatisme, fièvre, menstruations, immunodépression, chirurgie oculaire, etc.

À l'examen, on peut voir, avec un bon éclairage, un petit cercle rouge périkéra-tique (fig. 36 p. 52). La lésion superficielle, épithéliale, est parfois bien visible sous une goutte de fluorescéine, elle a différents aspects : dendritique ou plus large (fig. 26 p. 38). Elle peut être déjà entourée de néo-vaisseaux : kératites interstitielles du stroma cornéen (fig. 25 p. 38).

Il s'agit d'une affection qui, traitée tardivement, ou par antibiothérapie non antivirale, peut devenir rapidement grave ; c'est une urgence qui peut cacher une atteinte plus profonde jusqu'à la membrane postérieure cornéenne de Descemet, voire une *irido-cyclite** ou même une uvéite herpétique dramatique (chapitre Uvéites p. 63 et fig. 11 p. 26).

Le traitement immédiat de la kératite herpétique superficielle, initiale, récente est : Zovirax® pommade ou Virgan® gel 4 fois par jour, Virophta®

collyre 6 fois par jour, et, s'il y a une douleur profonde, une dilatation de la pupille au Mydriaticum® peut soulager. Mais il est important d'envoyer au plus vite à l'ophtalmologiste, qui peut accomplir un débridement épithélial, facilitant la cicatrisation en libérant les virus accumulés sous les bords de la lésion, compléter le traitement et surveiller l'évolution.

En cas de kératite récidivante dite méta-herpétique, un traitement au long cours pourra venir à bout des récurrences : Zélitrex®, un comprimé par jour pendant plusieurs mois et sous surveillance ophtalmologique.

– Ulcère de cornée

C'est une kératite compliquée avec ulcération isolée.

L'interrogatoire révèle une gêne progressive : une impression de corps étranger avec légère rougeur. La lésion est centrale ou périphérique plus ou moins visible, toujours associée à un cercle rouge périkératique, avec trouble local de la transparence cornéenne. L'ulcère est d'autant plus douloureux qu'il est superficiel. S'il est profond, il peut être perforant avec chambre antérieure très étroite, voire plate : *athalamie**, par perte d'humeur aqueuse et *synéchie** irido-cornéenne.

Quoiqu'il en soit, il est urgent d'envoyer le patient très rapidement à l'ophtalmologiste.

– Abcès de cornée

Il peut suivre un ulcère passé inaperçu.

On le reconnaît rapidement par l'interrogatoire qui révèle la douleur aiguë plus ou moins intense, associée à une baisse d'acuité visuelle. Un œdème palpébral et quelques sécrétions accompagnent souvent les signes de souffrance cornéenne. C'est une petite tache centrale ou périphérique blanchâtre sur la cornée, entourée d'un cercle périkératique rouge.

Un niveau liquide visible à l'œil nu dans la chambre antérieure est un *hypopion**, signe de gravité (fig.11a p. 26). Toutes les causes des kératites traitées précédemment peuvent être responsables d'un ulcère ou d'un abcès de cornée, y compris le zona ou les complications de port de lentilles (traités pp. 62 et 68). Des causes mécaniques sont possibles par traumatisme, corps étranger, exposition solaire, brûlures, *trichiasis** *cicatriciel* (fig. 41), *entropion** ou *ectropion** quelle qu'en soit la cause (fig. 42) non traités ou encore un syndrome sec (fig. 29 p. 41). Une dystrophie de cornée, des causes toxiques, infectieuses, immunitaires, inflammatoires, neuro-trophiques, diabète, sida, et promiscuité sont également des facteurs favorisants.

Pour le généraliste, la conduite immédiate à tenir est une antibiothérapie locale à large spectre en collyre et pommade avant d'adresser, en grande urgence, à

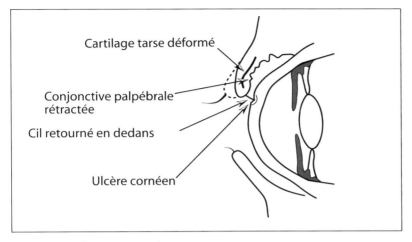

Fig. 41 – Trichiasis cicatriciel
Le trichiasis est dû à une position ectopique congénitale ou acquise des cils qui poussent en direction du globe. Il peut être la séquelle d'un traumatisme avec cicatrice rétractile palpébrale (représenté ici), ou d'un trachome déformant la paupière. Le frottement des cils à chaque battement de paupière crée une irritation ou une ulcération cornéenne.

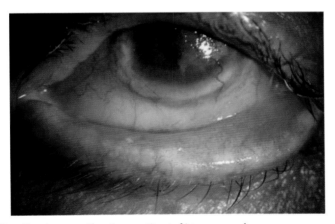

Fig. 42 – Carcinome sébacé, paupière inférieure gauche
Il est accompagné, ici, par un *ectropion**, une néo-vascularisation cornéenne et un *symblépharon**.
L'anatomopathologie montre une infiltration de l'épithélium conjonctival par des groupes de cellules malignes sébacées à gros noyaux et des mitoses.

l'ophtalmologiste ou à l'hôpital, car toute infection importante de l'œil, soit spontanée, soit après chirurgie, peut conduire à une infection endophtalmique. L'*endophtalmie** est une infection endoculaire gravissime, le plus souvent post-chirurgicale, dont les signes cliniques sont variables, dominés par la douleur. Il faut la redouter (voir chapitres Œdèmes orbito-palpébraux p. 87 et Dacryocystite p. 95).

Une kératite, même d'apparence superficielle, est une affection grave de l'œil ; il y a toujours un départ infectieux ou traumatique, il faut craindre une évolution de l'infection vers les tissus profonds et une perte visuelle.

Zona ophtalmique

C'est la manifestation d'une réactivation du virus de la varicelle et du zona resté latent dans le ganglion de Gasser pendant des années, souvent déclenchée par un traumatisme, un stress ou au cours d'une maladie avec baisse d'immunité. On peut donc avoir plusieurs zonas ophtalmiques dans le temps ou dans l'espace.

C'est l'interrogatoire d'une personne âgée, se présentant avec une rougeur du visage, de l'œil et des paupières œdémateuses, associées à des vésicules de type herpétique sur tout ou partie de l'hémiface supérieure, qui met en évidence des douleurs céphalalgiques unilatérales parfois violentes, accompagnées de fièvre, grande fatigue, amaigrissement, hyperesthésies, démangeaisons cutanées avec rougeur. Le début est parfois plus discret.

Bref, c'est l'atteinte oculaire d'une maladie générale.

Dans les 24 à 72 heures, pendant que les vésicules passent par les différents stades, l'œil est rouge, douloureux, avec cornée trouble et vésicules cornéennes, conjonctivales ou au bord des paupières. Tous les aspects de kératite superficielle ou profonde sont possibles (fig. 26 p. 38). Il faut vérifier le *test de sensibilité cornéenne**, dont la réponse faible ou nulle est à l'origine de complications cornéennes futures, par atteinte neurotrophique périphérique (voir chapitre Kératite neuroparalytique, p. 167).

Des douleurs résiduelles ou récurrentes post-zostériennes, très aiguës ou névralgies faciales tenaces, peuvent s'installer après guérison, ce d'autant moins que le traitement a été institué plus tôt (voir chapitre Céphalées p. 172) Une récidive est toujours possible, plutôt sur une autre zone, et justifie alors, dans un deuxième temps, la prise d'antiviral en traitement prolongé à moindre dose.

La seule conduite à tenir, dès le début, avant de faire vérifier l'œil par l'ophtalmologiste, est la prescription de Zelitrex® *per os*, 2 comprimés à 500 mg, 3 fois par jour pendant 7 jours, pour éviter l'atteinte oculaire et ses complications inflammatoires – après 48 h, il n'agit plus aussi bien.

Un traitement local par nettoyage des lésions cutanées matin et soir avec un antiseptique aqueux – chlorexidine – et crème hydratante sur les croûtes est nécessaire ainsi que des antalgiques opiacés si besoin.

Et faire toujours vérifier par l'ophtalmologiste, au plus vite, l'éventuelle atteinte cornéenne qui peut se compliquer d'une uvéite, voire d'une atteinte du nerf optique.

Uvéites

L'uvéite est une maladie inflammatoire de l'uvée, partie intermédiaire pigmentaire qui comprend la choroïde, le corps ciliaire et l'iris (figs. 20 et 24), dont chaque structure peut être atteinte séparément ou toutes les trois ensemble. Dans certains cas s'y ajoute une hypertension oculaire. Le traitement relève du spécialiste en urgence.

On classe l'atteinte de l'uvée en quatre stades : l'uvéite antérieure, en avant du cristallin : c'est une iritis ou une irido-cyclite ; l'uvéite intermédiaire ou pars planite ; et l'uvéite postérieure ou choroïdite, qui peut toucher la rétine et la papille. Elle peut enfin être complète si tout l'œil est atteint.

Le malade se présente, le plus souvent, avec un œil rouge et douloureux, parfois les deux, se plaint de baisse d'acuité visuelle, avec un *myosis**. Peuvent s'ajouter : photophobie et larmoiement.

L'interrogatoire révèle parfois : une récidive d'irido-cyclite précédente, des antécédents médicaux de maladies infectieuses, rhumatismales, néoplasiques, de diabète, de chirurgie oculaire – cataracte ou glaucome du sujet âgé. Un voyage récent, un contact avec des animaux domestiques, des tiques, une fièvre, des signes pneumologiques de tuberculose ou sarcoïdose, des antécédents neurologiques ou de traumatisme oculaire, une *hétérochromie** irienne, sont autant de facteurs possibles d'uvéite.

L'examen montre que la chambre antérieure est encore transparente. Si seul l'iris est concerné, ce dernier apparaît terne, en myosis ; sinon, la chambre antérieure est trouble mais de volume normal. La *tension oculaire au doigt** est normale, sauf exception.

Le myosis est frappant, l'iris peut paraître hétérochrome, par comparaison avec l'autre côté. La projection lumineuse révèle une rigidité pupillaire. Un iris parfois déformé par une synéchie irido-cristallinienne (fig. 11a et b p. 26) ajoute encore à cette rigidité de la pupille (voir Examen pupillaire, p. 22-25).

La tension oculaire au doigt peut être élevée, il s'agit alors d'une uvéite hypertensive évoluant par poussées, ou, au contraire, être basse. Les signes inflammatoires dans la chambre antérieure ne sont pas visibles à l'œil nu, sauf si

l'uvéite est granulomateuse, encombrée d'exsudats ou/et avec *hypopion**
(fig. 11a p. 26), ni l'atteinte profonde éventuelle. L'acuité visuelle est diminuée
ou basse. C'est une urgence ophtalmologique.

Ne pas confondre une iritis légère avec une conjonctivite : la rougeur de
l'iritis est toujours très accentuée autour du limbe (figs. 20 et 24 pp. 33 et 37),
ce point à lui seul doit évoquer l'urgence. Le *myosis** est toujours présent, il ne
faut jamais instiller de myotique qui aggraverait rapidement et créerait une
*synéchie** antérieure ou postérieure (fig. 11b).

Quoi qu'il en soit, au moindre doute, il est capital d'adresser immédiatement
en milieu spécialisé cet œil rouge et douloureux, de façon à préciser en urgence
le diagnostic clinique en fonction des arbres d'orientation diagnostique et de
gravité connus en spécialité, et à mettre en route le traitement local et général,
ainsi que les recherches étiologiques inflammatoires ou neurologiques.

Hypertonies oculaires

Parmi elles, seul le glaucome aigu par fermeture de l'angle s'exprime
par des symptômes bruyants. Urgence par excellence, il faut faire très vite.

Le diagnostic est fait dès l'interrogatoire d'une femme, d'âge moyen ou plus,
souvent hypermétrope, porteuse de verres correcteurs convexes épais, qui
vient, en urgence, montrer son œil très rouge (fig. 39 p. 57) avec cercle périkératique et se plaindre de douleurs violentes périoculaires, orbitaires et de
céphalées importantes avec impression de tension douloureuse. Elle a éprouvé
aussi une chute importante de la vision, et des nausées ou/et vomissements,
souvent confondus avec des troubles gastro-entérologiques.

La malade se plaint spontanément de photophobie, et larmoiement sans
sécrétion.

La pupille est en semi-mydriase ou en *mydriase** et aréflexique, ce qui doit frap-
per l'examinateur (figs. 7 et 8).

La chambre antérieure (figs. 20 et 24 pp. 33 et 37) peut être visiblement plate,
on parle d'*athalamie**. La *cornée** est trouble, il y a un œdème : aspect terne, voire
glauque d'où le nom de glaucome. L'œil est dur, sa paroi n'est pas dépressible
à la palpation bidigitale du globe, comparée au côté opposé. L'acuité visuelle
est basse, parfois abolie à « compte les doigts de la main à quelques cm » ou
seulement à « perception lumineuse » (voir Examen par non-spécialiste, p. 17).

Ces symptômes sont dus à une augmentation, le plus souvent brutale et
importante, de la pression intra-oculaire par fermeture de l'angle de la chambre
antérieure ou par blocage (fig. 43) à travers la pupille.

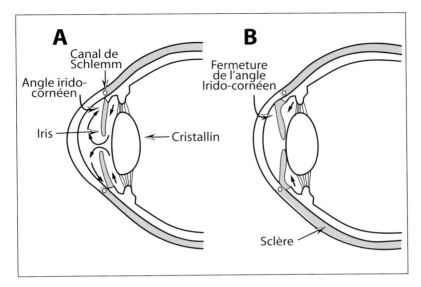

Fig. 43 – Blocage de l'humeur aqueuse dans le glaucome
A/ Circulation normale de l'humeur aqueuse de la chambre postérieure jusqu'à l'angle de la chambre antérieure où elle s'évacue (fig. 24).
B/ Blocage de l'évacuation : soit au niveau de l'angle par sclérose, inflammation ou malformation ; soit par gonflement et accolement cristallinien à l'iris – cataracte intumescente ou déplacement traumatique de la lentille ou *synéchie** iridocristallinienne inflammatoire.

Un premier geste salvateur est possible pour limiter l'hypertension avant l'arrivée chez le spécialiste : injection IV lente de 10 mg par kilo de Diamox® qui diminue la production d'humeur aqueuse, ou Glycérotone®, solution buvable *per os* de glycérine, 1 à 1,5 g/kg, qui déshydrate l'œil. Il vaut mieux ne pas mettre de myotique dans l'œil avant l'arrivée chez l'ophtalmologiste et surtout pas de mydriatique.

Le spécialiste seul peut décider du traitement par *iridotomie au laser** immédiat ou différé au lendemain et du suivi avec iridotomie préventive de l'autre œil. La bilatéralisation est en effet fréquente dans les jours, mois ou années qui suivent. D'autres hypertonies douloureuses non traumatiques, dont les signes fonctionnels sont identiques, évoluent le plus souvent sur fond de pathologie connue ; elles relèvent toutes du spécialiste.

Le glaucome chronique et le glaucome à pression normale parfois dit « glaucome sans tension », tous les deux de découverte, le plus souvent, systématique, n'entrent pas dans ce chapitre (voir chapitres Baisse d'acuité visuelle p. 98, Atteinte du champ visuel p. 104, Personne âgée pp. 133 et 135).

Accidents oculaires

L'interrogatoire est capital, il révèle la façon dont l'œil a été atteint et par quoi.

L'examen clinique dicte les premiers soins possibles au cabinet avant de diriger.

– Accidents chimiques

Les plus dangereux sont dus aux produits caustiques : soude, « nettoie four », déboucheur d'évier, colle glue, à proscrire à la maison.

Il faut rassurer le blessé qui arrive affolé, une main devant l'œil atteint. Il faut réduire le *blépharospasme** (p. 86) engendré par la douleur en décollant doucement les paupières tout en lavant au sérum physiologique ou à l'eau courante, bien que cela ait été déjà fait au travail, et répéter le geste plusieurs fois pendant une quinzaine de minutes. Éventuellement instiller une goutte d'Oxybuprocaïne® collyre afin de pouvoir explorer les culs-de-sac conjonctivaux (fig. 20 p. 33) et rincer abondamment. La sévérité dépend de la molécule, de sa concentration et de la durée d'exposition. Il faut essayer d'obtenir rapidement la composition chimique ou la marque du produit auprès de l'employeur, le centre antipoison peut donner des renseignements sur les risques. Les alcalins sont d'une grande gravité, ils continuent de pénétrer dans les tissus pendant 24 heures et peuvent créer des cicatrices avec complications palpébro-conjonctivales : *symblépharon**, *entropion**, *ectropion** (fig. 42, pp. 61, 92 et 93), et des complications cornéennes qui nécessitent une greffe de cornée. Un grand espoir, actuellement, réside dans les greffes de cellules souches du limbe cornéen.

Surtout ne pas tenter de neutraliser, c'est dangereux.

Les acides sont beaucoup moins pénétrants et répondent mieux au lavage.

Conduite à tenir aussitôt le lavage considéré comme suffisant et quelle que soit l'atteinte : adresser avec une lettre détaillée dans un service d'urgences ophtalmologiques, après avoir téléphoné pour prévenir.

– Accidents physiques

La kérato-conjonctivite aux UV dont le type est l'ophtalmie des neiges est une kératite ponctuée superficielle (voir Kératites, p. 58). Le patient se réveille un matin avec une douleur oculaire bilatérale à chaque clignement. Il reconnaît une exposition au soleil la veille ou une journée de ski magnifique, sans protection suffisante, la rougeur de son visage tient lieu de dénonciation. Ou bien il est métallurgiste et dit avoir soudé la veille, sans protection, par oubli ou nécessité de rendement.

La cornée est trouble et ponctuée de lésions, la vision floue, c'est une brûlure diffuse superficielle de l'épithélium cornéen (fig. 25 p. 38). Un collyre anti-inflammatoire ou corticoïde : Tobradex® par exemple, à raison de 3 à 4 gouttes par jour et une pommade antibiotique ophtalmologique le soir pendant 24 à 48 heures soulagent très vite et doivent suffire.

Des brûlures ou irradiations relèvent de l'examen ophtalmologique en urgence.

– Accidents mécaniques

Un corps étranger cornéen superficiel ou plus profond est évoqué par l'inter-rogatoire, les circonstances exactes de survenue : corps étranger métallique ou en bois projeté par machine ou en tapant sur un burin. S'il est superficiel, il est visible à l'œil nu : petit point noir sur la cornée éclairée avec image fluorescéinique autour. S'il n'est pas visible, se méfier d'une microhémorragie conjonctivale ou d'une très petite plaie cornéenne peu ou non douloureuse pouvant cacher une pénétration plus profonde.

Important : un corps étranger intra-oculaire métallique non visible, mais soupçonné par les circonstances de survenue, doit être adressé aux urgences d'ophtalmologie pour scanner.

Le but est d'éviter les conséquences qui peuvent être tardives et très invali-dantes par infection, cataracte traumatique et plus encore par saturnisme ocu-laire avec destruction de la vision et de l'œil, dans les semaines ou les mois à venir.

Un corps étranger sous-palpébral est dû à un coup de vent ou une projection par soufflet ou par travaux de voirie. Il y a douleur à chaque mouvement de paupière, avec larmoiement et parfois petit *blépharospasme**, comme dans la plaie superficielle de cornée. Il suffit de retourner la paupière et d'enlever le corps étranger bien visible avec un coton-tige imbibé de sérum ou par simple lavage pour soulager immédiatement la douleur (figs. 22 et 23 p. 35). Prescrire ensuite un collyre antiseptique ou antibiotique, 4 fois par jour pendant 6 jours, suivant l'origine plus ou moins souillée : corps étranger végétal ou métallique.

– Accidents traumatiques

Plaies de l'œil

Ce sont des plaies du globe, de l'orbite ou des voies lacrymales.

Si le globe est fermé : en cas de lacération ou contusion on peut voir : un hématome sous-conjonctival, un *hyphéma** dans la chambre antérieure (fig. 20 p. 33) avec hypertonie du globe, accompagnés de baisse d'acuité visuelle.

Si le globe est ouvert : il y a possibilité de corps étranger intra-oculaire, avec lacération, contusion, perforation, rupture.

L'inspection et l'interrogatoire du blessé ou de l'entourage donnent les circonstances de l'accident et permettent de soupçonner une fracture cranio-faciale.

Attention : lors de l'examen du globe, la chambre antérieure peut être plate, il ne faut pas faire de mouvement intempestif s'il y a plaie de paupière ou oculaire. Toujours soupçonner un corps étranger orbitaire qui peut être mis en évidence par scanner.

Attention pas d'IRM s'il est métallique.

Un examen bref orbito-palpébral, et maxillo-facial rend compte de l'état de gravité.

Les plaies de l'appareil lacrymal se manifestent par une tuméfaction, une plaie, une douleur dans l'angle, un larmoiement.

Tous ces traumatismes sont à diriger d'emblée en prévenant le correspondant, après avoir posé un pansement oculaire stérile et instillé une goutte d'anesthésique local si nécessaire. N'instiller ni mydriatique, ni myotique. Contrôler la date de vaccination antitétanique et faire si nécessaire le SAT/VAT en donnant une carte au patient avec la date du jour.

En milieu spécialisé, une intervention rapide peut sauver l'œil et sa fonction ou, au minimum, éviter d'autres complications.

Complications du port de lentilles

La – ou le – patient arrive avec des yeux rouges sous ses lentilles.

Les complications chez un porteur de lentilles peuvent être dues à des facteurs mécaniques, généraux ou locaux.

Facteurs mécaniques

Ils sont dus à une mauvaise adaptation, à des lentilles mal entretenues, couvertes de dépôts ou conservées dans un étui noirci de toutes parts, une hygiène déficiente du patient, un renouvellement retardé, une lentille déchirée. Mais la fréquentation régulière de piscine sans ablation des lentilles est aussi un facteur important de kératite amibienne. Les amibes sont présentes dans l'eau.

Parfois, aucune de ces raisons n'est évoquée sauf deux cas particuliers : un port permanent de lentilles souples hydrophiles depuis longtemps non surveillé ou d'une lentille thérapeutique mal supportée (voir chapitre Corrections optiques, p. 179).

Facteurs généraux

Ils peuvent faciliter l'intolérance et entraîner des complications. Ce sont les traitements par corticoïdes ou immunodépresseurs, le diabète, l'alcoolisme, qui fragilisent et facilitent l'infection…

Facteurs locaux

Ce peut être une sécheresse oculaire qui est à vérifier au test de Schirmer (fig. 29 p. 41), ainsi que l'hypoesthésie cornéenne à contrôler au *test de sensibilité cornéenne** (voir chapitres Sécheresse oculaire p. 97, Personne âgée p. 131, Neuro-ophtalmologie p. 167). Une conjonctivite, une *blépharite** ou une tuméfaction palpébrale telle qu'un chalazion, sans ablation des lentilles, sont souvent déterminantes.

Causes infectieuses, hypoxiques ou allergiques

– Infectieuses : elles sont bactériennes, virales, fungiques, enfin amibienne grave ; cette dernière est souvent due au rinçage des lentilles à la salive ou à l'eau du robinet, ou au port des lentilles en piscine.

– Hypoxiques : normalement, la cornée n'est pas vascularisée. Aussi, les lentilles souples, thérapeutiques ou à port continu ou à grand diamètre couvrant le limbe peuvent entraîner une asphyxie avec néo-vascularisation cornéenne. La cornée souffre, petit à petit s'altère et s'ulcère en profondeur (figs. 20, 24 et 25 pp. 33, 37 et 38).

– Allergiques : elles sont dues aux conservateurs, aux déprotéinisateurs, à un antiseptique utilisé fréquemment. Il y a intolérance d'un terrain atopique avec gêne progressive à la pose, inconfort, rougeur, conjonctivite giganto-papillaire visible en retournant les paupières (fig. 22 p. 35, chapitre Conjonctivite allergique, p. 54).

La conduite à tenir est d'abord l'ablation des lentilles, en urgence, la prescription d'un collyre antibiotique ou antiseptique. Revoir au bout de 24 heures : s'il y a persistance des signes, envoyer le patient à l'ophtalmologiste, dans le cas contraire faire reporter une paire de lentilles neuve et surveiller.

Une collaboration généraliste/ophtalmologiste est à souhaiter afin de bien conditionner le patient aux exigences nécessaires s'il veut continuer à porter des lentilles longtemps.

Devant un œil rouge

Hors traumatisme, le diagnostic clinique est fait sur la topographie de la rougeur et les signes associés :

1) Œil indolore

a) Rougeur localisée, subite, unilatérale, acuité visuelle conservée, sans autre signe, avec ou sans prise de médicaments : hémorragie sous-conjonctivale.

b) Rougeur oculaire diffuse, surtout dans les culs-de-sac inférieurs (figs. 20 et 35 pp. 33 et 51), le plus souvent bilatérale, acuité visuelle et transparence cornéenne normales, pupille et réflexes pupillaires normaux : conjonctivite très probable, à cependant diriger après 24 h de traitement en cas de non réponse aux collyres (fig. 36 p. 52).

2) Œil douloureux

Cercle périkératique, acuité diminuée ou absente, c'est une atteinte du globe oculaire :

a) Acuité nulle, pupille en semi-mydriase ou en mydriase* aréflexique, transparence cornéenne abolie, chambre antérieure étroite ou plate, douleurs violentes avec nausées et troubles gastriques, œil dur : glaucome aigu (figs. 39 et 43 pp. 57 et 65).

b) Acuité diminuée mais présente, douleur à la palpation et aux mouvements du globe, cornée plus ou moins transparente, pupille en myosis* difficilement réactive, possibilité de synéchies (fig. 11b p. 26), œil parfois un peu dur : iritis, irido-cyclite ou aussi uvéite.

c) Trouble cornéen local ou diffus, avec gêne ou douleur superficielle, photophobie, larmoiement, blépharospasme, acuité troublée ponctuellement ou de façon diffuse : cil ectopique ou corps étranger cornéen ou sous-palpébral, ulcération parfois visible à la fluorescéine : kératite (figs. 23 et 26 pp. 35 et 38).

d) Rougeur diffuse ou localisée (fig. 38 p. 56), douleur aux mouvements du globe ou à la palpation légère, cornée claire, acuité conservée, avec nombreux nodules sous-conjonctivaux : épisclérite. Rougeur avec zones bleutées et gros nodule, douleur profonde, impossibilité de toucher l'œil : sclérite.

En cas de traumatisme : toujours avoir à l'esprit qu'une hémorragie sous-conjonctivale peut masquer une plaie minime et le point de pénétration d'un corps étranger dans l'œil. Faire vérifier par le spécialiste.

Quelques règles à suivre en médecine générale :
Tonus oculaire suspect et *mydriase** : jamais d'Atropine®. Proscrire corticoïdes seuls ou associés aux anti-inflammatoires dans un œil rouge et éviter un traitement corticoïde prolongé sans contrôle ophtalmologique. Proscrire formellement la Pilocarpine® collyre dans les iritis et uvéites.
Ne pas prescrire d'anesthésiques locaux, ils sont toxiques pour la cornée. Une goutte suffit pour faciliter un examen.
Si le patient est porteur de lentilles, les lui faire enlever jusqu'à l'avis du spécialiste.
Toujours craindre l'évolution d'une rougeur même superficielle vers une atteinte profonde douloureuse, surtout après chirurgie oculaire. La vigilance est de règle, il peut s'agir d'un enjeu visuel.
Enfin : Ne jamais retarder, même de quelques heures, l'appel au spécialiste devant un œil rouge et douloureux.

■ Reflet pupillaire modifié

Sa recherche doit être le fer de lance de l'examen oculaire du nourrisson, du tout-petit ou de l'adulte par le médecin ou le pédiatre.
C'est une leucocorie : pupille blanche ou reflet trouble, il y a peu ou pas de lueur pupillaire à la projection lumineuse, accompagnée souvent d'une *mydriase** signant la malvoyance de l'œil.
Les premiers diagnostics à envisager sont une cataracte, ou un décollement de rétine, mais il peut y avoir d'autres causes.

Cataracte

Chez un vieillard non suivi, elle entraîne une chute quasi totale d'acuité visuelle, quoique cela soit devenu rare du fait des interventions actuelles plus précoces (voir chapitre Personne âgée p. 133).
– Chez un sujet plus jeune, devant une pupille trouble, il faut rechercher un traumatisme ancien ou récent et, de toute façon, diriger d'urgence en milieu spécialisé de crainte d'un mélanome chorio-rétinien occulte.

– Ou bien, chez un petit, il faut penser à une cataracte congénitale qui n'aurait pas été dépistée à la naissance ; en ce cas la pupille n'est pas parfaitement noire, le reflet n'est que trouble, mais il y a, le plus souvent, *strabisme** et *nystagmus** associés et mauvaise acuité (voir chapitres Nourrisson p. 142, Principales causes de cécité p. 155).

Décollement de rétine quasi total

Il est décelé avant ce stade s'il est symptomatique, mais il peut être subit ou silencieux longtemps et progressif, suivant la localisation de la déchirure rétinienne (voir chapitre Impression de chute de suie, p. 102).

D'où l'importance de faire vérifier la périphérie du fond d'œil au moindre doute, plus encore chez les myopes dont la rétine est fragile.

Toutes les maladies inflammatoires

On peut voir une pupille blanche par atteinte du vitré et des tuniques profondes (fig. 20 p. 33) ou due à une toxocarose transmise par un chien, elle est alors associée à une fièvre inexpliquée.

Autres éventualités

Rétinoblastome : il se voit chez le petit enfant, avec souvent strabisme aigu ou récent (voir chapitres Petit enfant, Strabismes).

Fibroplasie rétrolentale par hyperoxygénation à la naissance : elle est maintenant plus rare car les protocoles sont mieux maîtrisés (voir chapitre Principales causes de cécité p. 158).

Le médecin ou le pédiatre doit examiner la pupille des petits, son reflet et son réflexe, à chaque consultation.

Une cataracte congénitale peut se révéler progressivement et un rétinoblastome se développer très vite et sournoisement avant l'âge de trois ans.

Il est urgent de diriger au plus vite un petit enfant porteur de pupille trouble dans un service de pédiatrie ophtalmologique où il sera pris en charge, opéré et suivi régulièrement.

Chez l'adulte, de même, devant une pupille dont le reflet n'est pas franc ou est d'aspect grisâtre, a fortiori blanchâtre, il faut demander un examen à l'ophtalmologiste, ou dans un service hospitalier d'ophtalmologie.

■ *Strabismes* * et *hétérophories* *

Ce chapitre est difficile, très spécialisé et nécessite quelques explications :

Hétérophorie et strabisme sont deux pathologies voisines, qui se traduisent par une déviation des axes visuels associée à un trouble sensoriel de la *vision binoculaire**, mais à des degrés différents.

Dans l'hétérophorie, qui peut être une exophorie ou une ésophorie, la déviation est souvent non perçue parce que latente, mais elle peut se décompenser. Elle se manifeste alors par des troubles visuels et une fatigue essentiellement à la lecture, accompagnés de céphalées et parfois de diplopie. Le traitement est orthoptique.

Dans le strabisme, la déviation est manifeste. Pour simplifier, nous n'emploierons ici que les mots strabisme convergent, si la déviation est en dedans, ou divergent, si elle est en dehors.

Toutes ces anomalies sont mises en évidence par les examens orthoptiques, à l'aide d'examens avec des prismes, avec le *synoptophore** ou/et le *Lancaster* *.

Strabismes convergents

– Strabisme convergent accommodatif réfractif de l'enfant

C'est principalement l'accommodation (fig. 44 p. 74) qui est en cause chez un petit enfant né hypermétrope (fig. 1 p. 16), de plus de 3 à 10 dioptries d'hypermétropie.

Le début est intermittent entre 12 mois et trois ans, âge où il doit être adressé au spécialiste, sinon le strabisme deviendra constant. Il peut y avoir *anisométropie** avec *amblyopie** unilatérale. Une obturation du bon œil, sous prescription et surveillances ophtalmologiques rapprochées, est nécessaire pour favoriser la récupération de l'acuité visuelle de l'œil déficient et développer la *vision binoculaire** (voir fig. 45, et chapitres Nourrisson p. 143 et Petit enfant p. 145).

Les lunettes prescrites par le spécialiste, spéciales enfant, peuvent corriger le strabisme ; elles doivent être portées en permanence, même en dormant pour éviter quelques moments possibles sans correction, et revérifiées régulièrement par le spécialiste.

D'où l'intérêt pour le généraliste d'être vigilant, les parents ne mesurant pas toujours l'importance de l'anomalie et ses conséquences.

L'hypermétropie restant latente nécessite à chaque examen ophtalmologique une *cycloplégie** atropinique forte, prescrite par le spécialiste, matin et soir pendant 8 jours. La déviation peut réapparaître, nécessitant une nouvelle augmentation des verres. Double nécessité de renvoyer à l'ophtalmologiste régulièrement.

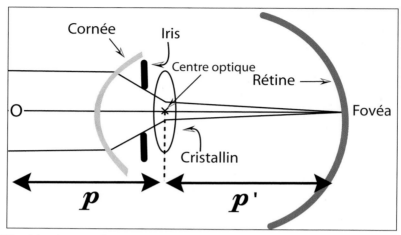

Fig. 44 – Principe de vision nette : l'accommodation
Pour que le sujet voie net l'objet O, il faut amener l'image du point O sur la rétine par l'intermédiaire de la lentille cristallinienne, réduite ici à une lentille optique mince.
p est la distance, variable, de l'objet O au centre optique.
p' celle, constante, de l'image au centre optique.
f est la puissance en dioptries d'accommodation nécessaire, elle est variable.
La formule $1/p + 1/p' = 1/f$ donne cette puissance d'accommodation de l'œil : elle est de 3 à 4 dioptries chez le sujet normal. C'est elle qui permet la vision nette de près.

Parfois, ne pas s'étonner que l'ophtalmologiste traite l'excès de convergence par des doubles-foyers, même chez le petit.

Un astigmatisme associé plus ou moins fort nécessite une correction par verre *torique**, qui peut tourner dans certaines montures et provoquer des troubles visuels avec céphalées par mauvais centrage : renvoyer encore à l'ophtalmologiste et à l'opticien.

L'évolution de ce strabisme suit celle de l'hypermétropie qui souvent diminue avec l'âge (voir chapitre Anomalies de réfraction pp. 175-177). Mais la guérison n'est pas toujours totale, elle nécessite une participation importante et astreignante des parents, et des consultations ophtalmologiques fréquentes. Elle peut n'être que fonctionnelle. S'il reste un angle de base, il est corrigé par le port de verres, ou s'il n'est pas trop faible, par un acte chirurgical, décidé au bon moment, par l'ophtalmologiste.

– Strabisme convergent congénital du nourrisson

Plus rare, caractéristique entre 3 et 6 mois, il empêche la *vision binoculaire** de se développer (fig. 45 p. 76). Le dépistage doit être précoce. Il peut être confondu avec une instabilité physiologique du parallélisme des axes visuels du tout-petit, d'autant plus que la déviation peut être variable au début. Lorsqu'il est franc, la déviation en dedans des deux yeux est caractéristique, avec fixation en dedans aussi de l'un d'eux. La présence d'une *amblyopie** unilatérale doit être très préoccupante. Celle d'un *nystagmus** avec torticolis – position facilitant l'acuité de l'enfant – nécessite une prise en charge ophtalmologique immédiate.

Le traitement précoce est ophtalmologique, il consiste à obtenir une fixation alternée d'un œil et de l'autre, le développement du regard en dehors et à corriger une éventuelle *amétropie** (fig. 1 p. 16) en attendant le moment d'opérer (voir chapitres Nourrisson, Principales causes de cécité).

– Strabisme de la myopie forte congénitale

Le plus souvent convergent, parfois divergent.

Chez les myopes forts, non ou sous corrigés, un effort puissant d'accommodation (fig. 44) est nécessaire pour voir de près, créant un excès de convergence, alors que parfois le mauvais usage de la convergence peut entraîner un excès de divergence. Il peut exister aussi une *amblyopie** par *anisométropie** à traiter dès la naissance (voir chapitre Nourrisson, page 140).

Ces strabismes peuvent se manifester de façon aiguë ; ils constituent, de toute façon, une urgence ophtalmologique.

Plus rares sont : les strabismes associés à des *syndromes congénitaux de restriction** et le strabisme concomitant aigu de l'adulte, d'apparition brutale, déclenché après un traumatisme.

Strabismes divergents

De fréquence nettement moindre, ils ne diffèrent des convergents que par la déviation et sont souvent difficiles à différencier d'une *hétérophorie**.

– Strabisme divergent de la myopie acquise, dite « scolaire » du jeune :

C'est le plus courant : la convergence n'est pas suffisamment sollicitée. Il est intermittent. C'est un petit myope dont la déviation n'est manifeste que lorsque le sujet est fatigué ou inattentif, au moins au début. Il peut y avoir *diplopie** intermittente, ou *anisométropie** suffisante pour qu'un œil serve instinctivement de près et l'autre, moins myope, de loin. La bonne correction par l'ophtalmologiste doit compenser et traiter ce strabisme (voir chapitres Enfant, Adolescent, Anomalies de réfraction).

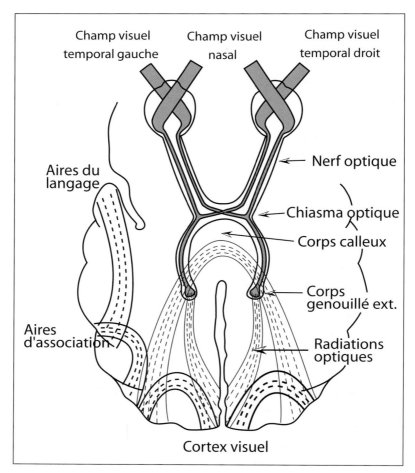

Fig. 45 – Voies optiques rétino-géniculées

Les fibres ganglionnaires nasales de chaque œil, après décussation au niveau du chiasma optique, jointes aux fibres temporales controlatérales, font relais dans le corps genouillé externe et se rendent jusqu'aux aires visuelles du cortex. Dans cette zone visuelle corticale, la *fusion**, entre les deux hémisphères, des deux images provenant de chaque œil, se fait par l'intermédiaire de fibres d'association passant par le corps calleux. Ainsi est constituée la vision binoculaire et stéréoscopique (voir fig. 62 p. 164).

– Strabismes divergents constants :

Ils peuvent être le terme d'un strabisme intermittent. Ils sont souvent dus à : une *amblyopie** unilatérale, une grande *anisométropie**, et des lésions rétino-choroïdiennes importantes d'un côté ou à une amblyopie organique congénitale – par toxoplasmose ou rubéole – (voir chapitre Principales causes de cécité p. 159).

Tous ces strabismes ont des points communs : ils doivent être explorés et traités chez l'ophtalmologiste, le plus tôt possible, de façon à ne pas méconnaître *amblyopie** et *anisométropie**, responsables d'évolutions fatales vers l'absence de *fusion** (fig. 45). C'est le médecin généraliste ou le pédiatre qui, devant un strabisme, a la responsabilité de convaincre et d'envoyer, dès le moindre soupçon, les parents chez l'ophtalmologiste avec leur bébé, même très jeune, entre 3 et 6 mois. D'autant plus que la mère, la grand-mère ou le frère « louche » ou qu'il y a des antécédents d'*amétropie** importante ! (figs. 1 et 2 pp. 17 et 18).

Mieux encore, un examen ophtalmologique dès 6 mois devrait être systématique.

Le médecin peut aider l'ophtalmologiste au cours du traitement, en encourageant, expliquant et surveillant l'observance du traitement par le sujet et son entourage afin qu'il n'y ait pas de négligence nuisible au résultat.

Enfin, ne pas oublier que tout strabisme aigu unilatéral chez un enfant de 3 à 5 ans doit faire inspecter la pupille à la recherche d'une diminution de transparence et d'une mydriase aréflexique, évoquant un rétinoblastome à diriger en grande urgence en ophtalmo-pédiatrie (voir chapitres Petit enfant p. 71 et Reflet pupillaire modifié p. 146).

Meilleur traitement, meilleure vision, meilleure fusion.

Enfin, différents sont les strabismes paralytiques.

Strabismes paralytiques acquis

Dès que l'innervation d'un muscle est interrompue, il s'ensuit un déséquilibre avec déviation acquise des axes visuels et *diplopie**. Les deux augmentent dans le champ d'action du muscle paralysé (fig. 15 p. 28). Ce sont principalement les paralysies des *paires crâniennes oculomotrices** : le III, le IV et le VI, qui entraînent des strabismes paralytiques par atteinte extrinsèque.

Peut y être associée une atteinte intrinsèque pupillaire (figs. 8-10 pp. 24-25 ; chapitres : Ptôsis p. 84, Anisocorie p. 117, Paralysies pp. 77-78, Neuro-ophtalmologie pp. 168-171).

Quelques aphorismes constants de notre maître René Hugonnier (1914-1982) :

– Dans une clientèle moyenne, il y a plus de troubles de la vision binoculaire que de glaucomes, cataractes et décollements réunis.

– Toujours penser que chez un jeune enfant il peut y avoir amblyopie non décelable sans un examen ophtalmologique et même plusieurs successifs. Donc envoyer un petit enfant à l'ophtalmologiste au moindre doute.

– Si l'on hésite, mieux vaut toujours faire porter les verres constamment, même chez un strabique dit intermittent.

– Le traitement est une succession d'étapes souvent longues et difficiles à suivre par l'enfant et la famille. Si l'on se décourage, on ne pourra jamais revenir en arrière.

– Les obstacles sont plus souvent d'ordre social et familial que médical.

– Une diplopie postopératoire est toujours possible, il faut renvoyer au spécialiste.

■ Paralysies

Dans ce chapitre, il faut distinguer les paralysies oculomotrices des *paires crâniennes** et les paralysies supranucléaires.

Paralysies oculomotrices

Les tableaux réalisés peuvent être très différents suivant que l'atteinte porte sur un seul nerf oculomoteur ou sur plusieurs, et est associée à une paralysie d'autres nerfs crâniens voisins.

Le patient dès son entrée dit : « Regardez, docteur, je louche et, en plus, je vois double ».

L'interrogatoire nous apprend le mode d'apparition, rapide ou progressif, l'association possible à une douleur qui doit d'emblée nous faire nous méfier d'une urgence neuro-vasculaire (voir chapitre Douleur p. 115).

L'examen confirme la ou les paralysies oculomotrices et l'atteinte pupillaire possible. Parfois la détermination des muscles atteints est difficile parce que complexe. Cependant il est important de savoir décider de l'urgence à diriger immédiatement ou de la possibilité d'obtempérer jusqu'au lendemain en s'assurant que l'ophtalmologiste pourra recevoir le malade.

Rappel : muscles oculomoteurs et *paires crâniennes** (figs. 13-16 pp. 27-29).

Paralysie du III

La paralysie du moteur oculaire commun est souvent partielle :

– Le patient ne consulte que pour un *ptôsis** (fig. 46), pour une déviation d'un œil en dehors ou une *diplopie**, cette dernière plus ou moins neutralisée par la puissance de convergence. Il faut mettre en évidence la paralysie en faisant regarder le plaignant dans le champ d'action du muscle où elle reste maximale (fig. 15 p. 28).

– La paralysie peut être uniquement intrinsèque, le patient signale une pupille plus large d'un côté : il faut chercher les réflexes photomoteurs, une atteinte associée du *réflexe d'accommodation-convergence-myosis** et une douleur avec baisse d'acuité visuelle (voir chapitre Examen par non-spécialiste p. 25).

– Le patient a pu voir subitement son œil diverger par suite d'une atteinte isolée extrinsèque du muscle droit médian.

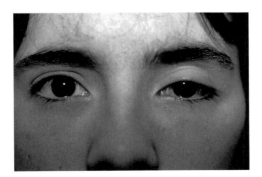

Fig. 46 – Ptôsis de la paupière supérieure gauche

Cependant, la paralysie du III peut être totale :

Il y a ptôsis de la paupière supérieure qui cache la déviation de l'œil en dehors et voile la *diplopie**. On peut constater aussi une inégalité pupillaire (figs. 7-10 pp. 23-25), et une paralysie de l'élévation et de l'abaissement de l'œil.

L'atteinte du moteur oculaire commun peut être brutale ou progressive. Elle peut être douloureuse. Elle résulte en général de causes graves neuro-ophtalmologiques.

Toute la musculature de l'œil est déficiente, sauf le droit latéral ou VIe paire, et l'oblique supérieur ou IVe paire.

Mais si, à la déficience complète du III s'ajoute une paralysie des deux muscles cités ci-dessus (figs. 13 et 14 pp. 27 et 28), l'ensemble constitue une ophtalmo-plégie totale, rare.

Paralysie du IV

Le nerf trochléaire de l'oblique supérieur provoque une diplopie bino-culaire oblique ou verticale, accentuée dans le regard en bas et en dedans. Le patient se plaint de ne plus pouvoir lire, ni descendre les escaliers, il voit double dans ces circonstances particulières. La diplopie augmente dans le regard en dedans de l'œil atteint, qui est plus élevé que l'autre en position primaire (figs. 15 et 16 pp. 28 et 29). L'inclinaison de la tête du côté atteint augmente la diplopie, c'est le signe de Bielschowsky. Chez un sujet de la cinquantaine il faut rechercher une douleur associée, même modérée, par inflammation et ischémie dans le territoire du IV, évoquant une maladie de Horton. La bilatéralité est rare, plutôt d'origine traumatique.

Paralysie du V

Le trijumeau peut être atteint dans sa branche ophtalmique de Willis, innervation sensitive et sensorielle (fig. 13 p. 27). Un zona peut atteindre l'oph-talmique et provoquer une diminution de la sensibilité cornéenne – à contrôler par le *test de sensibilité cornéenne**– et une sécheresse relative des larmes (fig. 29) entraînant un ulcère cornéen avec rougeur périkératique (voir chapitre Œil rouge, p. 70).

Paralysie du VI

L'atteinte du nerf abducens du muscle droit latéral (fig. 14 p. 28) se manifeste par une diplopie horizontale avec déviation de l'œil en dedans. Le patient arrive avec la tête tournée du côté paralysé afin de diminuer sa diplopie.

S'il y a déficit bilatéral, il faut penser à la possibilité d'une hypertension intracrânienne.

Paralysie du VII

Le diagnostic se fait dès la vue du patient qui a une fente palpébrale élargie, la paupière inférieure éversée, et qui larmoie, ainsi que des signes de paralysie faciale d'un côté.

Tous ces signes sont évidents au début, plus tard s'ensuivent des modifications qui rendent le diagnostic plus difficile.

Paralysies supranucléaires

– Paralysie unilatérale de l'élévation : le patient a une impossibilité d'élever l'œil atteint, regarde en dehors aussi bien qu'en dedans, il y a paralysie du droit supérieur et de l'oblique inférieur. Un signe est parfois difficile à affirmer, mais très caractéristique de cette paralysie, le signe de Charles Bell positif : en maintenant ses paupières ouvertes avec les doigts, demandez au patient de fermer les yeux : l'œil parétique continue son mouvement d'ascension.

– Paralysies bilatérales des deux élévateurs avec *syndrome de Parinaud**. Les mouvements d'élévation volontaire sont impossibles, mais en abaissant la tête, l'élévation des yeux se fait en synergie : le malade arrive donc tête baissée, il a un torticolis et signale qu'il ne supporte pas de lever la tête. C'est une paralysie de fonction. La recherche du *réflexe oculo-céphalique** apporte des renseignements sur l'étage de la lésion. Mais ce peut être très complexe.

Le diagnostic de paralysie se fait sur l'interrogatoire, l'inspection, la limitation du mouvement, la déviation en position primaire (fig. 16 p. 29), le ptôsis, l'atteinte pupillaire (fig. 8 p. 24) et les troubles associés : torticolis, *diplopie**, douleur sont des signes de gravité.

Quoiqu'il en soit, pour le généraliste, il faut diriger le patient :

– soit vers un ophtalmologiste qui prendra en charge le traitement et la recherche de la cause ;

– soit, en cas de douleur associée et autres signes neurologiques inquiétants, directement vers un service neuro-ophtalmologique où les examens seront complétés immédiatement et le diagnostic précisé avec imagerie cérébrale et examens biologiques.

■ Exophtalmie, Énophtalmie

Exophtalmie

C'est une protrusion du globe oculaire. Unilatérale elle est en général évidente, bilatérale elle est parfois peu visible.

Ne pas la confondre avec des yeux globuleux de fort myope ou une *buphtalmie** de glaucome congénital (voir p. 154).

L'interrogatoire, devant une suspicion d'exophtalmie ou devant un patient qui montre son œil globuleux avec œdème palpébral, apporte certains renseignements : est-elle d'apparition aiguë ou progressive ? Est-elle isolée ou accompagnée de douleur ou de baisse d'acuité visuelle ?

Rechercher une notion, connue du patient, de dysthyroïdie ou de séquelle de paralysie faciale –rétraction possible de la paupière supérieure –, et un traumatisme.

Comparer les deux yeux car il peut y avoir énophtalmie controlatérale.

L'observation met en évidence le caractère axial ou latéralisé de l'exophtalmie, la rougeur oculaire et/ou palpébrale, la présence, ou pas, d'un œdème, d'un *chémosis**, d'une mauvaise occlusion palpébrale, d'une inflammation. Craindre, alors, une cellulite orbitaire (figs. 30, 37 et 47 pp. 42, 54 et 87-89).

L'acuité visuelle peut être basse par atteinte du nerf optique. La palpation douce rend compte de sa réductibilité ou pas en cas de masse axile rétrobulbaire, de sa pulsatilité. La *manœuvre de Valsalva** peut mettre d'emblée en évidence une varice orbitaire à diriger en échographie. Il faut apprécier la réaction cornéenne au *test de sensibilité cornéenne**, et la *tension oculaire au doigt**.

L'oculomotricité doit être vérifiée, notée, et suivie au cours de l'évolution (fig. 16 p. 29). Un *déficit pupillaire afférent relatif** peut orienter le diagnostic vers une neuropathie (figs. 8 et 10 pp. 24 et 25).

Il peut exister une masse extra-conique orbitaire avec déplacement du globe évoquant une tumeur latérale osseuse, sinusienne.

Enfin, une mesure de l'exophtalmie peut se faire subjectivement à l'inspection : tête du patient penchée en arrière, et aussi objectivement à l'*exophtalmomètre** de Hertel : une valeur supérieure à 18 mm doit faire craindre une exophtalmie unilatérale, inférieure elle évoque une énophtalmie, si la différence entre les deux yeux est supérieure ou égale à 2 mm.

Une exophtalmie peut avoir de multiples causes : dysthyroïdiennes bilatérales, des causes locales ou locorégionales plus souvent unilatérales.

– L'hyperthyroïdie représente 90 % des orbitopathies dysthyroïdiennes. Elle est souvent cliniquement soupçonnable devant une exophtalmie devenue rapidement bilatérale chez un sujet maigre, nerveux, irritable.

L'exophtalmie est alors axile, réductible avec rétraction palpébrale et troubles oculomoteurs dans le regard en dehors et dans l'élévation (figs. 15 et 16 pp. 28 et 29). Elle est accompagnée, au début, de douleur, inflammation, rougeur, chémosis. Une exophtalmie œdémateuse maligne peut survenir après thyroï-dectomie ou traitement à l'iode radioactif, elle est de mauvais pronostic.

Attention, l'exophtalmie dysthyroïdienne peut se révéler par un œdème pal-pébral chronique masquant le diagnostic.

– Causes locales ou locorégionales d'exophtalmie unilatérale :

Inflammations, cellulite orbitaire (fig. 47 pp. 87-88), masse tumorale orbi-taire – axile non réductible – ou extra-orbitaire, varice orbitaire.

Une exophtalmie aiguë chez un enfant doit faire craindre un rhabdomyosar-come à éliminer en urgence.

Énophtalmie aiguë

C'est, au contraire, une rétrusion du globe dans l'orbite.

Ne pas confondre les petits yeux des hypermétropes, faussement grossis par leurs verres, avec une énophtalmie.

Elle doit être confirmée en précisant les circonstances de survenue, les antécé-dents et par un examen identique à celui de l'exophtalmie.

Il convient d'éliminer : une fausse énophtalmie avec *ptôsis** homolatéral (fig. 46 p. 79) qui doit faire chercher un *syndrome de Claude Bernard Horner**, ou par exophtalmie controlatérale, un traumatisme avec fractures des parois et atro-phie graisseuse et parfois diplopie, une métastase d'un cancer du sein, et une atrésie du sinus maxillaire évoquée par des antécédents de sinusite et de chirur-gie ORL. On demande, en urgence, un scanner orbitaire.

À l'issue de cet examen, il faut :
– soit prescrire rapidement les examens biologiques nécessaires au diagnostic d'hyperthyroïdie ;
– soit adresser le patient pour, outre ces examens, une imagerie orbitaire, ou un bilan locorégional et inflammatoire.

Ne pas oublier chez l'enfant, la possibilité, bien que rare, de rhabdomyosarcome gravissime qui peut induire un ptôsis de la paupière d'évolution rapide et une cellulite orbitaire avec fièvre. Adresser l'enfant en neuro-ophtalmologie, en urgence.
L'orbitopathie dysthyroïdienne maligne, avec chémosis énorme, hyperdouloureuse, irréductible et avec atteinte cornéenne ulcéreuse et neuropathie optique nécessite un traitement urgent par corticoïdes en milieu spécialisé.

■ Autres pathologies orbito-palpébrales courantes

Belle évocation des paupières :
« Nous sommes sœurs, aussi fragiles que les ailes du papillon, mais nous pouvons faire disparaître le monde. »
(J.-C. Mourlevat, *La Rivière à l'envers*)
Sont traités dans ce chapitre : ptôsis, *blépharospasme** et autres affections palpébrales.

Ptôsis (fig. 46 p. 79)

Le patient arrive avec une paupière supérieure lui obturant la vue et rétrécissant sa fente palpébrale. C'est une paralysie ou déficience du releveur de la paupière supérieure (figs. 12 et 14 pp. 26 et 28), souvent associée à une paralysie oculomotrice.

En cas de traumatisme connu

Envoyer, immédiatement, le patient en neuro-ophtalmologie.
Mais, devant le caractère aigu ou progressif d'une douleur et d'une *diplopie** associées au ptôsis, même sans notion certaine de traumatisme : il faut aussi envoyer, immédiatement, le patient en neuro-ophtalmologie pour rechercher une fistule carotido-caverneuse.

En l'absence certaine de traumatisme

Le *syndrome de Claude Bernard Horner** douloureux est au cœur de l'interrogatoire et de l'examen.

– Devant un ptôsis unilatéral associé à un *myosis** relatif du même côté dont la pupille ne se dilate pas aussi bien que l'autre dans l'obscurité, et parfois à une sudation du visage du côté atteint : s'il y a, en plus, une douleur du côté du ptôsis, on doit considérer qu'il s'agit d'une urgence neurochirurgicale vasculaire.

– Un ptôsis douloureux, associé à un trouble oculomoteur (figs. 15-16 pp. 28-29) et à une *anisocorie** (figs. 7-8 pp. 23-24), doit être aussi tenu pour une grande urgence vasculaire à adresser en neuro-ophtalmologie.

Dans ces deux cas, il est capital d'exclure une dissection carotidienne interne ou une rupture d'anévrysme cérébral.

– Sinon, devant un ptôsis isolé, douloureux, une autre urgence possible est la maladie de Horton.

– Par ailleurs, un ptôsis important, une diplopie associée, une atteinte oculo-motrice du VI – avec l'œil dévié vers le bas et en dehors – et la pupille dilatée en mydriase doivent évoquer une lésion compressive à explorer.

(Voir chapitres *Diplopie** p. 112, Douleur p. 115 et Anisocorie p. 117)

– En cas de ptôsis déjà ancien, il ne faut pas conclure sans preuve à un syndrome congénital possible, que le simple interrogatoire ne révèle pas toujours. Demander à voir des photographies antérieures.

– Le ptôsis aponévrotique du sujet âgé est le plus fréquent des ptôsis acquis : il est dû à la désinsertion de l'aponévrose du muscle releveur. Il est souvent bilatéral, progressif, avec sillon supérieur profond – l'hyperaction du muscle frontal donnant une impression de sourcil relevé. Il est plus marqué en fin de journée. Les deux pupilles sont normales et les patients ne s'en plaignent pas beaucoup (voir chapitre Personne âgée p. 131). C'est néanmoins un diagnostic d'élimination.

– Le ptôsis de la myasthénie est le plus souvent associé à d'autres symptômes généraux, et à une fatigue où il s'aggrave. On peut effectuer le *test du glaçon**.

– Il convient d'éliminer les faux ptôsis.

Ils résultent de plaies de paupière qui peuvent être multiples et nécessitent une intervention de l'ophtalmologiste en urgence.

Des inflammations peuvent être en cause : principalement la dacryocystite aiguë qui est développée au chapitre pathologie des voies lacrymales de l'adulte et de l'enfant, et la cellulite préseptale et rétroseptale qui est également traitée dans le chapitre de la dacryocystite (pp. 95-97).

Devant un ptôsis douloureux, les cinq diagnostics d'importance vitale et qui nécessitent, au moindre doute, une hospitalisation urgente en milieu spécialisé, en s'assurant que le patient ait bien saisi l'enjeu et que le service l'attende, sont :

La fistule carotido-caverneuse, la dissection carotidienne, la rupture d'anévrysme, la maladie de Horton, et la lésion compressive.

Après élimination de ces urgences et en l'absence de douleur et d'autres symptômes, on peut envisager un diagnostic de ptôsis aponévrotique chez une personne d'âge mûr.

Blépharospasme

C'est une dystonie focale qui intéresse de façon variable les différentes parties du muscle orbiculaire des paupières. Il se manifeste par des accès de fermeture forcée irrésistible des yeux, le plus souvent chez une femme après 50 ans. D'apparition progressive, il commence par une accentuation de la fréquence et de l'intensité du clignement. Au stade d'état, les spasmes sont bilatéraux, symétriques et synchrones.

Dans la grande majorité des cas il est idiopathique. Il peut être essentiel et évoluer vers la dystonie cranio-faciale.

En pratique : la femme d'un certain âge qui entre dans votre cabinet n'arrive pas à vous regarder. Elle tient, pour cela, ses deux paupières supérieures avec ses deux index.

À l'interrogatoire, elle n'a pas d'antécédents, et elle explique la survenue progressive de la fermeture invincible de ses yeux, de plus en plus forte et de plus en plus fréquente, en quelques jours. « C'est intenable dès que je veux faire quelque chose de précis », dit-elle.

Il faut commencer par soulever les paupières manuellement, ce qui peut révéler un simple corps étranger cornéen très agressif sur un œil, ou une kératite superficielle, ou kérato-conjonctivite bilatérale à traiter immédiatement (voir chapitre Œil rouge, pp. 52 et 58 et figs. 22, 26 et 36 pp. 35, 38 et 52). Ce peut être l'épine irritative ayant déclenché le processus, mais que le traitement ne supprimera pas toujours.

L'observation remarque un spasme bilatéral des deux paupières supérieures. On voit un abaissement du sourcil, alors que dans le ptôsis bilatéral le sourcil est élevé et contracturé, ainsi que les muscles frontaux.

Le spasme peut être unilatéral hémifacial, séquelle d'une paralysie faciale périphérique antérieure idiopathique ou vasculo-nerveuse connue.

> Un électromyogramme, en milieu spécialisé, donne le diagnostic
> et différencie le blépharospasme du ptôsis et de la myasthénie.
> Le seul traitement est symptomatique : injections intrader-
> miques ou sous-cutanées de toxine botulique par le spécialiste.
> Cela supprime momentanément le spasme par affaiblissement
> de l'orbiculaire. La sensation de mieux survient dans les 6 jours,
> mais ne dure que trois mois. Il faut donc recommencer réguliè-
> rement. Ce n'est pas toujours sans effets secondaires.

Œdèmes orbito-palpébraux

Hormis l'œdème exophtalmique (p. 82), ils sont un motif fréquent de
consultation, qu'ils soient uni ou bilatéraux.
Il faut les différencier des poches palpébrales liées au relâchement du septum
par vieillissement (fig. 48 p. 88).
Les causes d'un œdème peuvent être multiples et parfois difficiles à déterminer.
L'interrogatoire doit chercher le mode d'installation aigu ou progressif et les
facteurs déclenchants. Survenant le matin ou intermittent, sans autre signe
étiologique décelable, l'œdème palpébral peut être révélateur d'une infection
orbitaire (fig. 47). Parmi les diagnostics les plus courants, on distingue : la

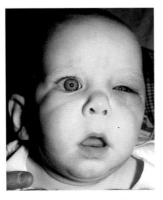

Fig. 47 – Cellulite orbitaire bactérienne de l'œil gauche, à la suite de signes
infectieux oculaires et généraux.

cellulite orbitaire, le lymphœdème, la dermatite de contact et l'œdème de Quincke.

L'œdème peut avoir pour cause une maladie générale : une insuffisance cardiaque, néphrotique ou hépatique, l'alcoolisme, une dysthyroïdie, un lupus, un lymphome, etc. Dans ces cas, il peut être associé à d'autres œdèmes : un œdème des lèvres ou des œdèmes déclives à rechercher au niveau des malléoles. Ces localisations multiples ainsi que les caractéristiques de l'œdème, sa consistance molle, diffuse, prenant le godet ou pas, l'existence d'une infiltration profonde, d'un érythème, d'un prurit peuvent orienter vers un diagnostic.

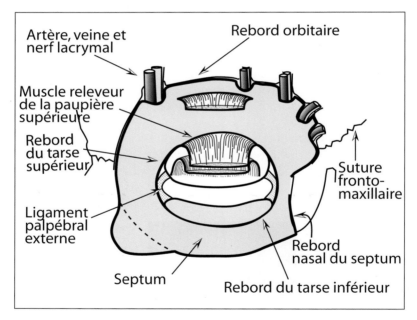

Fig. 48 – Septum orbitaire
Cette lame fibreuse sépare les parties antérieures des parties postérieures de l'orbite et en obture une partie de l'ouverture. Le septum protège l'œil de l'extension d'une infection de la région préseptale à la région rétroseptale.

Cellulite orbitaire

C'est la complication d'une infection superficielle de l'œil. D'abord préseptale puis rétroseptale, elle provoque un œdème palpébral diffus, accompagné de signes importants tels que rougeur oculaire, douleur profonde et lancinante, photophobie. Elle est souvent postchirurgicale (fig. 40 p. 57 et figs. 47-49 ; chapitre Œil rouge, pp. 52-60).

Au moindre doute, adresser sans tarder à l'ophtalmologiste, en téléphonant pour le patient, tout en prescrivant déjà un antibiotique local puissant.

La cellulite orbitaire doit être différenciée du *blépharochalasis** d'un jeune adulte qui se plaint d'un œdème palpébral subit, normalement indolore et non inflammatoire. On interroge ce patient sur l'éventualité de poussées antérieures identiques et traite par compresses glacées et Locapred® crème à 0,1 %, une fois par jour pendant 3 jours.

Lymphœdème

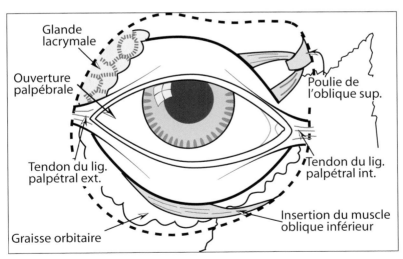

Fig. 49 – Œil droit, région préseptale.
Ce sont les parties antérieures et externes du globe oculaire, en avant du septum qui limite la loge orbitaire. Ce sont elles qui sont les plus soumises aux agressions infectieuses et traumatiques.
Le pointillé figure les contours de l'orbite.

Un traumatisme peut déclencher un mauvais drainage lymphatique qui régresse spontanément.

Dermatite de contact

Devant un patient aux paupières rouges et squameuses recouvertes de microvésicules, il faut chercher un allergène : cosmétique ou collyre antiglaucomateux, antibiotique ou antiseptique ou pommade, responsable de cet eczéma de contact.

Le traitement consiste à supprimer le collyre responsable ou le remplacer par un collyre sans conservateur, et prescrire : Locapred® crème à 0,1 % sur la lésion une fois par jour. Ajouter des compresses froides stériles et un antihistaminique oral.

S'il suit un traitement antiglaucomateux supposé responsable de la dermatite, renvoyer le patient à son ophtalmologiste. Lui seul jugera de l'opportunité de changer le ou les collyres ou de décider d'un traitement chirurgical.

On ne doit pas confondre ces lésions avec celles d'un herpès ou d'un zona ophtalmique dont les vésicules s'étendent le long de la branche frontale ou nasale du nerf trijumeau (chapitre Œil rouge, pp. 59 et 62).

Œdème de Quincke

C'est une urgence, le médecin est appelé au chevet du malade pour gonflement subit, urticaire, dus à une ou plusieurs piqures de guêpe, à des aliments, à un ou des médicaments et qui peut atteindre non seulement les paupières mais le visage, les lèvres, la langue et le larynx. Il doit être traité en grande urgence : Adrénaline® 0,1 % sous-cutanée, 0,25 Solumédrol® et Polaramine® intraveineux, puis adressé aussitôt à l'hôpital. En l'absence d'atteinte muqueuse, n'injecter que Polaramine® seule. Il s'agit d'un terrain allergique dit atopique, à traiter dans un deuxième temps.

Orgelet et chalazion

Ce sont deux inflammations palpébrales fréquentes bien différenciées qui peuvent générer un œdème.

Orgelet

Point blanc-jaune douloureux entouré de rougeur et d'œdème, c'est un furoncle du bord palpébral par infection aiguë d'une glande de Zeiss située à la base du cil (fig. 21 p. 34). Son traitement est local antistaphylococcique : pommade antibiotique, Rifamycine® par exemple le soir, et collyre Rifamycine® ou quinolone 4 à 6 fois par jour, pendant 8 jours. S'il s'enkyste, envoyer à l'ophtalmologiste qui incisera.

Chalazion

C'est un kyste inflammatoire et infecté d'une glande de Meibomius au niveau du tarse, entraînant une tuméfaction d'installation progressive. On voit une petite masse sous-cutanée bombant sous la paupière, plus ou moins rouge et d'aspect inflammatoire. Elle est dure et roule à la palpation, et l'éversion palpébrale (fig. 22 p. 35) révèle l'amplitude de la lésion au niveau du tarse (figs. 20, 35 et 40 pp. 33, 51 et 57). Le traitement est d'abord médical : Sterdex® ou Frakidex® matin et soir pendant 6 jours, associé à un antibiotique en collyre dans la journée. Conseiller un léger massage palpébral, avec un doigt propre, un lavage au sérum ou du Bléphagel® pommade, et des compresses chaudes matin et soir. Le chalazion guérit d'autant plus vite que le traitement est fait tôt et bien suivi. S'il ne disparaît pas après plusieurs semaines d'évolution, l'ablation chirurgicale doit être demandée à un ophtalmologiste avec examen anatomopathologique, ainsi qu'une vérification de la perméabilité des voies lacrymales chez le sujet âgé ou l'enfant. Il faut noter sur l'ordonnance de corticoïde un temps d'instillation ou de pommade limité à moins de 15 jours, car une corticothérapie locale prolongée, ce que peuvent être tentées de faire certaines patientes, peut déclencher une hypertension oculaire, c'est-à-dire un **glaucome dit corticoïde** sur un terrain prédisposé.
S'il y a récidives, chercher un diabète, une acné rosacée, et les traiter. Chez le sujet âgé, il faut penser au carcinome sébacé qui peut prendre l'allure d'un chalazion récidivant chronique ou infiltrant (fig. 42 p. 61 et p. 94). D'où l'intérêt de demander un examen histologique après l'ablation d'un chalazion.

Autres affections pouvant entraîner un œdème palpébral

Kyste de Moll translucide et kyste sébacé

Ils se développent à partir de glandes sudoripares.

Zona

Un œdème accompagné de vésicules palpébrales translucides groupées, entourées de rougeur, peut être un zona (voir chapitre Zona ophtalmique p. 59 et Herpès cornéen p. 62, et fig. 26 p. 38).

Conjonctivite

Une importante conjonctivite virale peut se révéler par un œdème des deux paupières. Le diagnostic est, le plus souvent, en rapport avec une épidémie et le responsable est un adénovirus (voir chapitre Œil rouge p. 52 et fig. 36).

Trichiasis*

Il donne, par frottement, des signes de kératite avec impression de corps étranger dans l'œil (voir chapitre Œil rouge p. 67). La cause en est une malposition des cils, congénitale ou acquise.

Chez le nourrisson, la paupière inférieure très molle retourne les cils spontanément vers la cornée, pendant les premières semaines (voir chapitre Nourrisson p. 140). De simples soins d'hygiène sont à prescrire en attendant que tout s'arrange spontanément, sauf en cas de malformation congénitale rare.

Chez l'adulte, le bord palpébral libre est en position normale, la direction des cils est affectée ; il est le plus souvent cicatriciel. Le traitement par l'ophtalmologiste consiste à éliminer définitivement les cils en cause par une électrolyse de leur racine ou au laser. Il ne faut donc pas couper les cils juste avant cette intervention, sauf pour soulager momentanément en cas de rendez-vous lointain. En attendant, prescrire des lubrifiants oculaires et antiseptiques.

La complication peut en être des ulcérations cornéennes avec dystrophie, surtout dans un trachome mal traité (fig. 41 p. 61).

Entropion*

C'est une rétroversion du bord palpébral entraînant les cils contre la cornée, dont ils frottent l'épithélium (figs. 20 p. 33 et 25 p. 38) mais ne sont pas directement en cause. Le traitement sera différent de celui du *trichiasis*, alors que les symptômes sont les mêmes (voir chapitre Personne âgée p. 132). Lorsque l'on essaie de rétablir la position manuellement, le bord se remet en dedans très vite avec un petit spasme palpébral. La prescription première est de tenir la paupière retournée à l'aide d'un sparadrap anallergique, mais cela crée vite une irritation, parfois une allergie palpébrale au ruban adhésif. Crème antibiotique et lubrifiante sont à conseiller en attendant l'opération restituant le bord palpébral dans sa position normale.

Il peut y avoir différentes causes : *entropion* involutif cicatriciel par brûlure, par trachome, cause congénitale, ou spastique – une injection, en ce dernier cas, de toxine botulique peut supprimer au moins momentanément ce spasme. Le traitement est généralement chirurgical par le spécialiste.

Ectropion*

C'est le contraire, le bord de la paupière inférieure est éversé vers l'extérieur, entraînant un larmoiement accompagné de sécheresse cornéenne (fig. 29 p. 41, et voir chapitre Sécheresse oculaire, p. 97), avec rougeur douloureuse chronique qui peut aller jusqu'à une kératinisation de la conjonctive palpébrale (figs. 35 et 42 pp. 51 et 61). Le traitement de l'*ectropion** isolé est une crème antibiotique, ou un collyre corticoïde léger s'il y a une grosse inflammation et un rendez-vous opératoire.

Molluscum contagiosum

Le plus souvent chez un enfant apparaît une lésion nodulaire, pâle, ombiliquée, près du bord palpébral, accompagnée d'une rougeur oculaire, un larmoiement et un gonflement léger. En retournant la paupière (figs. 22 et 23 p. 35), on devine une conjonctivite folliculaire. On retrouve d'autres nodules au visage et/ou sur le corps. Il s'agit d'une lésion contagieuse due au « pox virus », qui se transmet par grattage ou contact rapproché, associé facilement au sida, mais pouvant atteindre des enfants sains. Le seul traitement est l'ablation à la curette de tous les nodules.

Oncologie palpébrale

Carcinome baso-cellulaire

Il est très fréquent – 90 % des tumeurs malignes au niveau des paupières. Il atteint surtout la paupière inférieure, sous forme d'un nodule nacré, brillant, parfois ulcéré au centre ou sclérosant, entouré de vaisseaux sanguins dilatés et d'indurations à la palpation, associé à une chute des cils. Il est d'évolution lente et n'entraîne pratiquement jamais de métastases, mais peut récidiver s'il n'est pas enlevé dans son intégrité. Une adénopathie prétragienne doit faire rechercher une infection associée. L'intervention chirurgicale doit réaliser une exérèse complète, confirmée par anatomopathologie afin d'éviter les récidives. La radiothérapie n'est indiquée qu'en cas de contre-indication à l'ablation chirurgicale (fig. 50 p. 94).
Les lésions suivantes sont plus rares.

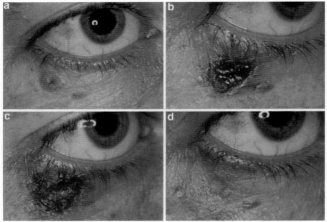

Fig. 50 – Carcinome baso-cellulaire, paupière inférieure droite
a) Cet aspect de nodule dur avec cratère central doit évoquer le diagnostic et faire traiter. Le traitement est chirurgical ou, comme ici, par Imiquimod® ;
b) et c) 2ᵉ et 6ᵉ semaines de traitement par interféron (Imiquimod® 5 % crème)
d) 36 mois après.

Carcinome spino-cellulaire

C'est une excroissance avec croûte ou corne cutanée en surface ; il faut le traiter car il peut métastaser.
Celui à cellules squameuses est une autre variété.

Carcinome à cellules sébacées

Il peut prendre l'aspect d'un chalazion ou d'une blépharo-conjonctivite et donner un envahissement ganglionnaire avec métastases dans 20 % des cas. D'où l'intérêt de l'anatomopathologie du chalazion récidivant (fig. 42 p. 61).

Sarcome de Kaposi

Il est réapparu depuis l'arrivée du sida.
Tous ces cancers sont à traiter par chirurgie spécialisée.

> Œdèmes et autres pathologies orbito-palpébrales, sauf orgelet ou chalazion débutants, doivent tous être traités par le spécialiste.

■ Larmoiement constant ou sécheresse oculaire

« Qu'un stoïque aux yeux secs vole embrasser la mort,
Moi je pleure et j'espère… »
Le « pleur » d'André Chénier, dans cette poésie précédant son exécution en 1794, est un larmoiement de l'âme, sans rapport avec le larmoiement physique par pathologie des voies lacrymales ou de la sécrétion lacrymale.
La pathologie des voies lacrymales se traduit soit par un excès avec larmoiement physique, soit par un manque avec sécheresse oculaire.

Dacryocystite aiguë de l'adulte

C'est une infection bactérienne du sac lacrymal par obstruction du canal lacrymo-nasal ou de l'ostium, orifice interne du canalicule commun de jonction (fig. 51 et fig. 28 p. 40).

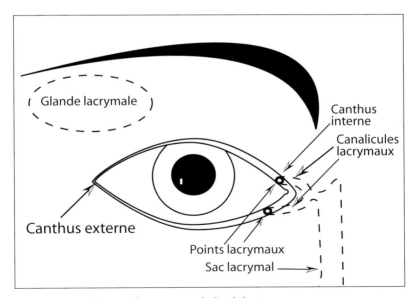

Fig. 51 – Voies lacrymales externes de l'œil droit
Vues de face en transparence : les canalicules et tubercules lacrymaux, proches du canthus interne, s'ouvrent, au bord de la paupière, par deux points lacrymaux décalés : le supérieur et l'inférieur plus externe ; ce dernier recueille le flot superflu de larmes.

Un patient dit, en entrant : « Regardez, docteur, je pleure comme une madeleine, sans chagrin ». Il a souvent plus de 50 ans. Il faut lui demander si c'est spontané, fréquent ou permanent, ou survenu après un traumatisme ou une chirurgie ORL ou orbitaire. Il faut aussi rechercher une prise d'AINS, à arrêter si possible.

À l'examen orbito-palpébral, il y a tuméfaction inflammatoire au niveau du canthus interne, visible à la racine du nez, sous le trajet du canalicule lacrymal inférieur (fig. 51) avant qu'il ne se joigne au canal lacrymo-nasal.

À la pression au niveau de la tuméfaction, modérée car douloureuse, sourd par les 2 points lacrymaux supérieur et inférieur un liquide purulent.

Conduite à tenir en cas de dacryocystite aiguë simple :

Il faut prescrire une antibiothérapie générale orale, par exemple : Augmentin® 1 g, 3 fois par jour chez l'adulte pendant 10 jours, ou Pyostacine® en cas d'allergie à l'Augmentin®, 2 comprimés de 500 mg 3 fois par jour, et traitement local par collyre, Rifamycine® ou Exocine®, 6 fois par jour pendant 10 jours. Une pommade ne pénètrerait pas suffisamment par les canaux bouchés pour être efficace. Il faut revoir le patient dans les 48 heures ou/et l'envoyer à l'ophtalmologiste qui jugera de l'opportunité d'une dacryocystorhinostomie à froid.

En cas de fièvre et d'atteinte de l'état général, de débilité, de diabète, de baisse d'acuité visuelle, d'exophtalmie, hospitaliser le patient en urgence, par crainte de cellulite orbitaire préseptale ou rétroseptale (fig. 47 et voir chapitre Pathologies palpébrales pp. 87-89).

– Préseptale : La dacryocystite aiguë non compliquée en est une (fig. 49).

– Rétroseptale, dite orbitaire : elle atteint alors toute l'orbite en arrière du septum (figs. 40 et 48 pp. 57 et 88). Elle constitue une aggravation vers l'œil postérieur et un danger immédiat. Elle peut être une complication de la dacryocystite aiguë, ou due à une sinusite aiguë, un mucocèle ou un érysipèle, un traumatisme, une inflammation du sac ou de la glande lacrymale… Elle est aggravée par la prise d'AINS.

La seule conduite à tenir est l'hospitalisation urgente en ophtalmologie.

La dacryocystite du tout jeune enfant ou du nourrisson fait l'objet du chapitre spécial enfant (p. 142). Pour les infections lacrymales qui résultent d'un traumatisme lacrymal, voir le chapitre Œil rouge, p. 67.

Larmoiement sans obstruction des canaux lacrymaux

Il peut aussi amener un patient au cabinet du médecin.

L'interrogatoire apprend qu'il n'y a pas d'antécédent local ou locorégional d'infection ou de traumatisme récent, que le larmoiement est clair, intermittent à la lecture, ou souvent provoqué par un changement de température de l'air, ou par le froid. Il convient de chercher la possibilité : de presbytie, de lésion cornéenne, d'un corps étranger pouvant créer une épine irritative, d'un glaucome chronique traité ou pas par collyres irritants, d'une acné rosacée, d'une allergie palpébrale ou d'une rhinite allergique, mais encore d'*hétérophorie** avec trouble de la convergence ou d'une paralysie du facial ou de la VIIᵉ paire (voir p. 80), à adresser au spécialiste.

L'examen, après avoir éliminé ces causes, recherche, chez la personne âgée, un éventuel *ectropion**, *entropion** (pp. 92 et 93) ou autre anomalie oculo-palpébrale débutante qui modifie la physiologie des larmes.

Puis le médecin doit penser à la qualité du film lacrymal qui, par sa consistance anormale, peut être responsable d'un débordement : les larmes, plus fluides, coulent très vite le long du buvard du *test de Schirmer**, jusque sur la joue.

Dans le doute, chez un adulte, devant un larmoiement quasi constant ou fréquent, sans cause apparente, envoyer le patient chez l'ophtalmologiste pour vérifier la perméabilité des voies lacrymales.

L'ophtalmologiste consulté pourra faire la part des choses car un larmoiement intermittent peut aussi être dû, étonnamment, à un syndrome de sécheresse oculaire.

Sécheresse oculaire

À partir de l'âge de 40 à 50 ans, le système lacrymal peut avoir un dysfonctionnement créant une modification non seulement au niveau des paupières, mais aussi de la sécrétion quantitative et qualitative lacrymale.

Elle se traduit, de façon intermittente, par une irritation oculaire, des brûlures, une impression d'œil sec avec besoin d'instiller des larmes artificielles, et une rougeur oculaire et palpébrale diffuse, à ne pas confondre avec une conjonctivite allergique.

L'interrogatoire, un peu orienté, donne maints renseignements sur un traitement régulier local par bêtabloquants – surtout en trithérapie et deux ou trois fois par jour depuis longtemps pour un glaucome –, rarement par anesthésiques utilisés fréquemment, en clinique et/ou en chirurgie, ou sur un traitement général par antidépresseurs, antihistaminiques, morphine et drogues, ou atropine. De plus, le médecin s'enquiert de signes généraux : sécheresse de toutes les muqueuses qui évoque alors le *syndrome de Gougerot Sjögren**.

L'examen physique peut révéler une dermatite sèche cutanée et un aspect crevassé de la langue et des lèvres, et de la vulve chez la femme. L'examen oculaire peut montrer des lésions cornéennes avec baisse visuelle – *xérophtalmie** –. En réalité ce syndrome, assez rare, peut ne se révéler que par une sécheresse oculaire. Un bilan général et ophtalmologique est nécessaire pour faire la part des choses.

À l'examen oculaire : le buvard du test de Schirmer ne récolte qu'une demi-division imbibée de larmes ou pas du tout en 3 minutes et colle à la conjonctive (fig. 29 p. 41). Cela confirme le diagnostic de sécheresse oculaire.

L'observation des paupières de la personne âgée peut montrer un *ectropion** (fig. 42 p. 61) ou un *entropion** sénile, post-traumatique ou dû à une autre cause, et qui peut entraîner un trouble qualitatif et quantitatif du film des larmes avec ulcération inférieure, ou une kératite sèche neuroparalytique de l'aire palpébrale (p. 167). L'ophtalmologiste contacté pourra, en ce cas, remédier à la cause mécanique.

Cependant il s'agit, le plus souvent, d'une simple sécheresse isolée, en rapport avec l'âge ou passagère.

Le traitement local par collyres hydratants sans conservateur – larmes artificielles –, associés à un gel oculaire et des médicaments favorisant la sécrétion, est recommandé mais n'est pas très satisfaisant. En cas de persistance, voir avec l'ophtalmologiste.

Le patient se plaint d'un trouble oculaire

Il vient consulter parce qu'il a constaté une perturbation dans sa vision ou dans son œil, ou une douleur oculaire ou orbitaire.

■ Baisse d'acuité visuelle

La moindre baisse d'acuité visuelle, uni ou bilatérale, doit être entendue et examinée attentivement pour éliminer un risque visuel et même vital.

L'interrogatoire du patient qui se plaint de ne plus bien voir son voisin d'en face, sa télévision ou bien son chas d'aiguille, ou qui décrit une diminution globale de sa vision, depuis un certain temps ou tout d'un coup, est capital. Il permet de préciser l'absence de traumatisme, l'uni ou la bilatéralité. Il faut rechercher la permanence ou le caractère éphémère avec disparition– complète ou pas– du symptôme, l'association éventuelle à des modifications du champ visuel, et la présence de céphalées, et de douleur.

L'examen doit être bilatéral et comparatif. Il permet une orientation diagnostique, en fonction de l'âge, d'autant plus que le patient est connu et que le médecin a un dossier de données.

On vérifie l'acuité visuelle, de loin et de près (figs. 3, 5, 6 pp. 19, 21, 22), on recherche une presbytie. À 45/ 50 ans, il voit mieux de près en allongeant les bras, ou, plus tard, penser à une cataracte, faire l'examen avec un trou sténopéique (voir chapitres Examen par un non-spécialiste p. 16, Personne âgée p. 133).

L'interrogatoire et l'examen permettent de distinguer une baisse mono ou binoculaire, transitoire ou permanente, isolée ou associée à une douleur ou à un autre signe neurologique, totale ou partielle, subite ou progressive.

Baisse d'acuité monoculaire et transitoire

Que l'*amaurose** soit complète ou partielle, de durée même brève– parfois moins de dix minutes– à faire préciser par le patient, elle doit évoquer avant tout un accident ischémique transitoire et inciter à prendre des décisions rapides qui dépendent de l'environnement médical.

On peut diriger aussitôt le patient en milieu spécialisé. Il existe maintenant, surtout à Paris ou dans les grandes métropoles, des services spécialisés qui prennent en charge ces bilans en urgence.

On peut, autrement, demander en urgence non seulement un bilan biologique avec VS, CRP, lipémie, glycémie, etc., un bilan cardio-vasculaire avec écho-doppler cardiaque et cérébral à la recherche de cause vasculaire, et inflammatoire, mais aussi un examen neuro-ophtalmologique.

Le déficit transitoire de la vision est dû le plus souvent à l'une des causes suivantes :

– Maladie de Horton ou une complication du diabète (voir chapitres Douleur, Rétinopathie diabétique).

– Hypertension intracrânienne que la découverte d'un œdème de la papille optique chez l'ophtalmologiste peut confirmer et permettre de diriger en neurologie.

– Sténose athéromateuse de l'artère carotide interne ou de l'une de ses branches.

D'autres causes peuvent être découvertes par l'ophtalmologiste.

Baisse d'acuité monoculaire, subite et permanente

Elle doit faire craindre les diagnostics suivants :

– Une occlusion de l'artère ou de la veine centrale de la rétine (traitée dans le chapitre Ischémies pp. 122-123) ou une atteinte du nerf optique ou des voies optiques, neurologique ou ischémique.

– Une hémorragie du vitré qui survient le plus souvent chez un sujet à antécédents de rétinopathie diabétique ou d'autre origine : rétinopathie inflammatoire, ou maladie cardio-vasculaire ou hypertensive, parfois associées et traitées par anticoagulant ou anti-antiagrégant.

– Un décollement de rétine, souvent – mais pas toujours – précédé de prodromes (voir chapitre Impression de chute de suie p. 102). La baisse d'acuité est indolore, unilatérale, chez un patient à facteurs de risque rétiniens traité par laser ou ayant eu un traumatisme négligé. Il peut s'y associer un trouble du *champ visuel**.

– Des troubles spécifiquement maculaires peuvent être associés à cette baisse visuelle : des *métamorphopsies**, où les lignes droites d'un tableau ou les barreaux d'une fenêtre sont déformés, ou un *scotome** central (figs. 18 et 19 pp. 31-32). Le malade peut signaler aussi des micropsies – différence de taille des lettres –, des troubles chromatiques – vision bleutée – ou des éclairs centraux. Tous ces troubles peuvent avoir des origines diverses mais la dégénérescence maculaire doit être évoquée en premier chez le sujet âgé (voir chapitre Personne âgée p. 136). On peut soupçonner par ailleurs une atteinte maculaire inflammatoire du diabétique, ou inflammatoire et/ou vasculaire du sujet jeune, ou encore une dégénérescence génétique, beaucoup plus rare : maladie héréditaire connue ou pas.

Baisse d'acuité bilatérale et importante

Elle doit faire penser à un syndrome neurologique : chiasmatique ou rétro-chiasmatique (fig. 17 p. 30), ou chez un sujet jeune à une SEP, ou à une maladie optique type Leber héréditaire ou encore à une hypertension intracrânienne (voir chapitres Neuro-ophtalmologie, Adolescent, Principales causes de cécité, pp. 168-172, 148, 157).

Baisse d'acuité uni ou bilatérale associée à une douleur périorbitaire

– Chez une personne de plus de 50/60 ans, une telle baisse visuelle avec faiblesse ou absence de battements de l'artère temporale est à traiter en grande urgence pour **maladie de Horton** : demander au laboratoire VS et CRP, sachant que ces examens sont faciles à faire, peu onéreux, et permettent de dépister des maladies inflammatoires aiguës ou chroniques. Car il peut être utile de prescrire des corticoïdes, avant même le résultat de la biopsie temporale demandée aussi en urgence, pour éviter la perte visuelle rapide et inéluctable due à la maladie (voir pp. 115, 125-129, 170).

– Chez un sujet plus jeune, une douleur associée à une perte visuelle évoque une dissection carotidienne à diriger immédiatement, et en prévenant de l'urgence, dans un service de neurochirurgie.

Baisse d'acuité uni ou bilatérale isolée

Après avoir éliminé, de façon certaine, toute urgence ophtalmologique ou neurologique, envoyer le patient contrôler sa vision chez l'ophtalmologiste : une baisse ou gêne visuelle peut être due à un facteur *amétropique** (figs. 1 et 2 pp. 16 et 17) ou orthoptique – avec insuffisance de convergence ou *hétérophorie** décompensées –. Ce peut être aussi, chez la personne âgée, une cataracte uni ou bilatérale.

– La migraine ne constitue qu'un diagnostic d'élimination : le tableau clinique associant céphalées, asthénie, photophobie, troubles digestifs évoluant par courtes crises, est aisément évocateur, mais la première crise peut être trompeuse.

Une baisse d'acuité ou *amaurose** transitoire doit être adressée en urgence dans un service neuro-ophtalmologique.

Devant toute baisse d'acuité visuelle, il faut, de toute façon, adresser le patient au plus vite suivant le cas :

Soit à son ophtalmologiste, éventuellement au biologiste et au cardiologue.

Soit dans un service d'urgence neurovasculaire ou neurologique, en ayant téléphoné auparavant pour s'assurer de la prise en charge immédiate.

■ Impression de chute de suie, *myodésopsies** et *métamorphopsies**

Ce sont des symptômes ophtalmologiques très spécifiques et très parlants.

Impression de chute de suie

C'est **le** symptôme d'une déchirure rétinienne d'origine pathogène, traumatique ou sans cause apparente.

Le patient a vu tomber devant son œil, subitement, de la suie noire ou un nuage de poussières, et pourtant il « n'était pas en train de nettoyer sa cheminée ! ».

C'est la perception, en image, d'une microhémorragie dans le vitré (fig. 20 p. 33) lors de la formation d'une déchirure rétinienne périphérique haute, qui a ouvert un capillaire. Souvent tout s'arrête là pendant un temps variable, mais : « qui dit déchirure dit traction sur la rétine » dans le vitré et, si l'on ne fait rien dans l'immédiat, un décollement invalidant – rideau tombant devant l'œil – apparaîtra vite (voir Décollement de rétine pp. 71-72, 104 et 131).

L'interrogatoire, lors d'une simple « chute de suie », ne découvre pas de signes associés, l'acuité visuelle n'est, le plus souvent, pas changée, ni le champ visuel.

Il faut envoyer en urgence, devant ce seul symptôme, le patient à l'ophtalmologiste : un traitement de la déchirure au laser, ou chirurgical si elle est trop grande avec début de décollement séreux, limitera les conséquences visuelles défectueuses et définitives.

Il y a souvent confusion entre « l'impression de chute de suie », caractéristique de déchirure rétinienne, et l'apparition tout aussi subite de « mouches volantes » ou *myodésopsies**.

Myodésopsies*

Ce sont des signes de vieillissement du vitré autour du canal de Cloquet.

Un ou plusieurs petits points noirs flottent dans l'œil comme des particules dans l'eau, mais ne chutent pas. Ils suivent les mouvements de l'œil et donc du vitré, qui, à partir d'un certain âge, dégénère, se décolle petit à petit de la limitante interne de la rétine et devient mobile, avant de s'effondrer complètement.

L'interrogatoire peut révéler l'association de ce symptôme à des éclairs lumineux périphériques ou centraux, toujours au même endroit du champ de vision, en rapport avec une petite traction vitréenne sur la rétine.

Un examen par ophtalmologiste est évidemment à prescrire avant d'affirmer que ces symptômes sont des petits signes de vieillissement vitréen banal. Lorsque le canal de Cloquet et le vitré (fig. 20 p. 33) sont complètement effondrés, le symptôme disparaît et il n'y a plus de danger de traction s'il n'y a pas eu de déchirure.

C'est un symptôme néanmoins fréquent chez le sujet âgé et aussi chez le myope relativement jeune, dont les éléments du globe oculaire dégénèrent plus vite ; ceci entraîne une gêne semblable qu'il faut toujours faire contrôler par le spécialiste.

Cet examen spécialisé, en cas de *myodésopsies**, est indispensable ; il permet de rassurer le patient et le médecin. Il n'y a pas de traitement, une surveillance en cas d'augmentation des symptômes ou de changement est indiquée.

---

*Métamorphopsies**

Le patient signale la perception subite de zigzags au niveau des bords des portes, fenêtres et tableaux. C'est **le** symptôme grave d'atteinte maculaire.

L'acuité visuelle est plus ou moins diminuée.

Le test d'Amsler (figs. 18 et 19 pp. 31 et 32) permet de mettre en évidence les déformations et parfois un *scotome** central débutant. C'est un signe certain de l'atteinte de la *macula** (voir chapitres DMLA et Ischémies pp. 122-129, 136 et 137).

Dès l'apparition de *métamorphopsies**, symptôme franc d'atteinte maculaire, il est impératif d'adresser le patient au plus vite à l'ophtalmologiste.

■ Atteinte du *champ visuel**

L'interrogatoire permet de départager différentes atteintes du champ visuel, centrales ou périphériques, uni ou bilatérales, progressives ou subites. Il découvre l'âge, les circonstances de survenue et les antécédents familiaux ou personnels de myopie, glaucome, diabète, maladie héréditaire qui, hors traumatisme, peuvent orienter les recherches.
L'examen systématique oculaire et général, voire neurologique, aide également au diagnostic et à la décision.

Atteinte rétinienne

Elle peut être centrale ou périphérique. Ce peut être une dégénérescence maculaire liée à l'âge, un décollement de rétine central ou périphérique, ou d'autres causes.

Trouble central maculaire

L'atteinte centrale rétinienne se manifeste par une difficulté à voir un objet au loin, à coudre de près ou à déchiffrer les mots à la lecture, ou par une tache plus ou moins noire sur ou autour du point de fixation.
– Chez une personne un peu âgée, une atteinte centrale unilatérale, importante et subite, doit faire craindre une dégénérescence maculaire liée à l'âge – *DMLA**–. Il faut rechercher la survenue récente de *métamorphopsies** (voir chapitre Personne âgée pp. 136 et 137).
– L'atteinte rétinienne centrale peut être aussi due à un décollement de rétine central, une hémorragie maculaire, une occlusion de la veine ou de l'artère centrale de la rétine (voir Occlusions, p. 123).
Un test d'Amsler (figs. 18 et 19 pp. 31 et 32) matérialise le déficit central et permet de diriger le patient en spécialité (voir chapitres Baisse d'acuité visuelle, Personne âgée pp. 100, 101 et 136).

Déficit visuel rétinien périphérique
– Décollement de rétine subit
Il déclenche une gêne dans le champ visuel, unilatérale, altitudinale ou latérale, accompagnée souvent d'impression de chute de suie et parfois de baisse d'*acuité visuelle** (voir pp. 100, 102 et 131) .
– Déficit rétinien progressif périphérique chez un sujet jeune
Lorsqu'elle se produit chez un adolescent dont l'acuité visuelle centrale est normale, une atteinte progressive bilatérale du champ visuel invite à chercher

des antécédents familiaux de rétinopathie pigmentaire et à demander des examens *électrophysiologiques** (figs. 52, 53, et 54) qui confirmeront le diagnostic de rétinopathie pigmentaire (voir chapitre Principales causes de cécité p. 157).

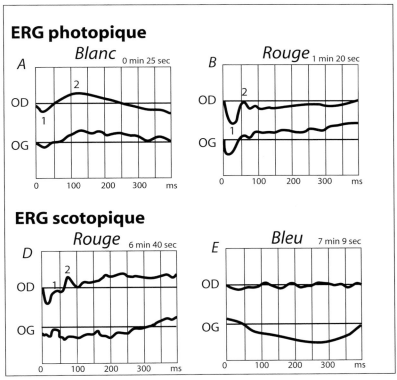

Fig. 52 – L'électrorétinogramme binoculaire, en raison de l'âge du patient, est enregistré en ambiance photopique : A stimulation blanche, B rouge, et en ambiance scotopique : D stimulation rouge, E bleue.
Les réponses sont défectueuses à toutes les stimulations photopiques et scotopiques ; le bleu en E est complètement plat, signant le silence des bâtonnets.

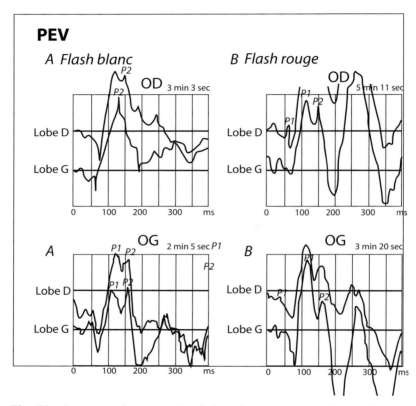

Fig. 53 – Le potentiel évoqué visuel du même patient est de morphologie normale, aussi bien en stimulation par flashs blancs A (OD et OG), qu'en stimulation rouges B (OD et OG).

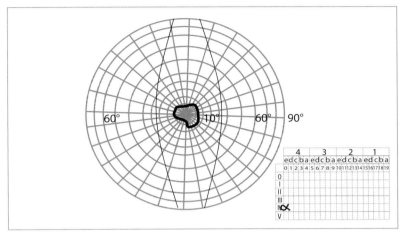

Fig. 54 – Le champ visuel binoculaire à la coupole de Goldman confirme l'atteinte rétinienne globale de ce patient, qui a une vision périphérique complètement éteinte : il ne voit qu'à l'intérieur de l'isoptère central de 5 °, comme s'il regardait à travers un tube. Ces patients gardent longtemps une vision centrale tubulaire, mais sont très handicapés dans la vie de tous les jours.

Atteinte du nerf et des voies optiques

Les causes sont essentiellement le glaucome et les neuropathies optiques jusqu'au cerveau.

Glaucome chronique

C'est la manifestation d'une atrophie des fibres papillaires optiques liée à l'hypertension oculaire (fig. 55 p. 108).
Un sujet d'âge moyen décrit l'apparition progressive d'une tache noire ou floue sur ou autour de l'objet qu'il regarde, sans autre symptôme apparent (voir chapitre Personne âgée p. 135).
L'examen du champ visuel est capital, mais il n'est pas facile de mettre en évidence une déficience débutante par simple examen du *champ visuel au doigt par confrontation**. C'est l'ophtalmologiste, ou son orthoptiste qui, sur examen informatisé – Humphrey ou Octopus – ou à l'aide d'une coupole de Goldman (fig. 56 p. 109) découvre le *scotome** central, paracentral ou les déficits campimétriques associés uni ou bilatéraux. Par exemple, un ressaut nasal d'un côté

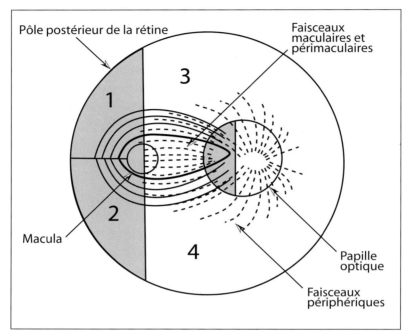

Fig. 55 – Distribution des fibres sur la papille optique
Elle se fait par faisceaux se réunissant sur la papille : l'architectonie est calquée
sur la disposition rétinienne divisée en quatre quadrants centrés sur la macula :
1, 2, 3, 4 – temporal supérieur et inférieur et nasal supérieur et inférieur – qui
caractérisent les zones du cerveau visuel. Les fibres provenant de la macula
sont concentrées sur la partie temporale de la papille et forment un faisceau
à part.

Fig. 56 – *(page de droite)* Principe du *champ visuel** cinétique : coupole de
Goldman
A et B : le champ visuel monoculaire s'étend de 90 ° temporal à
60 ° nasal. La tache aveugle correspond à la projection de la papille optique de
chaque côté temporal à 10 °/15 ° de la macula, c'est un *scotome** non perçu par
le sujet.
Chaque isoptère délimite l'espace vu avec le test donné. On n'a représenté ici
que : un isoptère périphérique, un à 30 ° et un central à 15 °. Suivant les isoptères testés, on peut détecter des *scotomes** périphériques, paracentraux ou
centraux.
C : en vision binoculaire, les deux champs sont superposés. Les deux taches
aveugles sont annihilées. Le champ horizontal est de 180 ° (90 ° + 90 °).

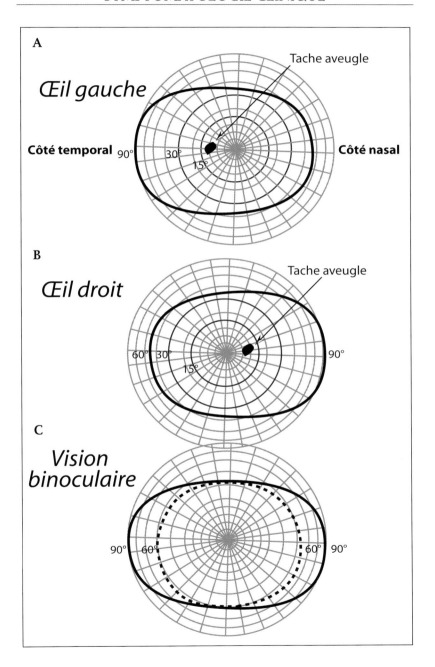

qui est un signe fréquent et important de glaucome (fig. 31 p. 43), ou un scotome contournant le point de fixation. Une atteinte périphérique est plus rare. Les *diagnostic et protocole thérapeutique du glaucome chronique** font actuellement l'objet d'un consensus chez les spécialistes :

Le champ visuel, classiquement, conditionne avec la *tension oculaire**, le suivi et les décisions thérapeutiques, aidé de plus en plus de *l'examen de la vision des contraste** (fig. 57), et d'analyseurs optiques tels que l'*OCT**.

Nous savons par ailleurs qu'il existe un glaucome à pression normale dit « sans tension oculaire », dont l'origine vasculaire est encore imprécise. Le déficit du champ visuel menaçant la vision peut en être le premier symptôme. Le traitement reste le même que pour le glaucome chronique avec hypertension oculaire.

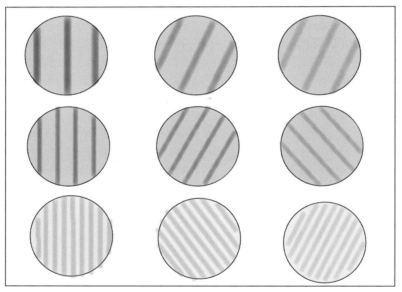

Fig. 57 – Test de *Sensibilité aux contrastes**
Ici seuls quelques réseaux sont reproduits, permettant d'illustrer le principe.
Le sujet perçoit ou pas les barres de contrastes différents. À contraste faible, pas de réponse ; au fur et à mesure que le réseau apparaît, le patient peut dire l'orientation des barres. On définit un seuil, on établit des courbes de sensibilité, comparées à des abaques. Ces tests sont proposés sur écrans vidéo et processeurs qui établissent les courbes.

Le généraliste prévenu du risque de glaucome, surtout en cas de glaucome à pression normale, devra surveiller et doser le traitement antihypertensif général du patient hypertendu, afin d'éviter de provoquer des baisses de tension artérielle subites ou fréquentes, nuisibles à la vascularisation des fibres papillaires. Il peut apporter aussi des renseignements au spécialiste sur une cause d'hypotension artérielle. Il devra surveiller également l'observance du traitement, ainsi que la régularité des consultations de contrôle chez le spécialiste. Car, souvent, devant cette maladie contraignante, évolutive malgré un suivi correct, parfois associée à un diabète non moins contraignant, ces patients sont tentés de négliger leur traitement et le suivi ophtalmologique.

Un rôle important du médecin de famille en cas de glaucome est d'inciter ses patients à son dépistage précoce par la prescription de l'examen ophtalmologique régulier et systématique.

Neuropathie optique ischémique antérieure

Hors traumatisme, une atteinte unilatérale du champ visuel d'apparition rapide, associée à un ou plusieurs signes évocateurs tels que douleur, céphalées ou diplopie, doit évoquer une maladie de Horton, une thrombose carotidienne, une hypertension artérielle (voir chapitre Neuro-ophtalmologie).

Neuropathie optique non artéritique

Qu'elle soit antérieure ou postérieure rétrobulbaire, unilatérale ou bilatérale, la neuropathie crée un scotome central, donc une baisse d'acuité visuelle, et doit suggérer la possibilité d'une maladie de Horton chez un sujet de plus de 50 ans, mais surtout une névrite infectieuse, ou une **sclérose en plaques** chez une jeune femme. Si elle est fluctuante, on pense à une hypertension intracrânienne bénigne chez un sujet obèse et parfois diabétique. Bilatérale et chronique elle peut être toxique, alcoolo-tabagique.

Atrophie optique progressive

Qu'elle soit uni ou bilatérale, le caractère progressif de la gêne visuelle et de la modification du champ visuel évoque une compression par tumeur des fibres ou des voies optiques, bénigne ou maligne, avec ou sans hypertension intracrânienne, à adresser en neurologie pour imagerie (figs 17, 45, 55, pp. 30, 76 et 108).

Atrophie optique de Leber

Quoiqu'assez rare, elle se voit, chez un homme jeune. Les signes en sont une chute d'acuité centrale importante et subite unilatérale, ou bilatérale dès le début, avec *scotome centro-coecal**, et associée à un trouble de la *vision des couleurs** dans l'axe vert-rouge. Ils sont caractéristiques de l'atteinte du nerf optique par maladie héréditaire (voir pp. 108, 158 et 172).

Atteintes des voies optiques rétropapillaires

L'interrogatoire découvre une gêne d'un côté ou des deux, ou dans un quadrant, le patient dit qu'il « se cogne » depuis quelque temps dans les meubles. C'est un *scotome** non perçu par le patient. L'examen de l'*acuité visuelle** (figs. 3 et 6 pp. 19 et 22), du *réflexe pupillaire** (figs. 8, 9 et 10 pp. 24 et 25), du *champ visuel au doigt par confrontation** –qui peut dépister, par exemple, une hémianopsie bitemporale ou latérale homonyme– ainsi qu'un examen neurologique, orientent le diagnostic vers une atteinte des voies visuelles.

La cause est le plus souvent compressive, mais elle peut être d'origine vasculaire, au niveau vertébro-basilaire par exemple, et peut aller jusqu'à donner une cécité corticale bilatérale.

Les anomalies sont assez stéréotypées selon l'étage de l'atteinte sur les voies optiques (fig. 17 p. 30).

L'examen du champ visuel permet l'exploration de toute la voie optique, depuis la rétine jusqu'au cortex occipital.

Devant toute personne atteinte de trouble du champ visuel, l'interrogatoire et l'examen peuvent à eux seuls permettre de localiser l'anomalie de façon à diriger le patient, en urgence, vers un bilan ophtalmologique ou, selon le cas, neuro-ophtalmologique avec imagerie.

Le médecin de famille par ailleurs doit inciter les patients à un dépistage précoce du glaucome, de la dégénérescence maculaire et du décollement de rétine surtout chez le myope, avant toute plainte de gêne dans le champ visuel central ou périphérique.

■ *Diplopie**

C'est la perception de deux images d'un même objet, due à un défaut d'alignement des deux axes visuels.

Il existe une diplopie physiologique perçue dans certaines conditions, mais le sujet l'oublie. L'orthoptiste peut avoir à rechercher une diplopie durant un examen préopératoire de *strabisme**, ainsi que devant une *hétérophorie** décompensée.

La diplopie peut être mono ou binoculaire.

Diplopie monoculaire

Elle a une cause oculaire, le plus fréquemment cristallinienne par bascule ou déplacement traumatique du cristallin, ou cataracte avec vacuoles cristalliniennes sous-capsulaires postérieures (fig. 20 p. 33).

L'examen à l'aide du *trou sténopéique** confirme la diplopie monoculaire (voir pp. 16 et 133).

Diplopie binoculaire

En première intention, trois urgences vitales sont à éliminer : une maladie de Horton, un anévrysme vasculaire intracrânien prêt à se rompre, une hypertension intracrânienne.

Par ailleurs, il faut rechercher une atteinte oculomotrice périphérique ou centrale neurologique, une atteinte intrinsèque (figs. 8, 9 et 10 pp. 24 et 25), un déficit myogène par inflammation, dysthyroïdie, diabète, ou un déficit myasthénique, et, seulement en dernier, une décompensation de la vision binoculaire ou un trouble de la convergence.

Le patient se plaint de voir double, de façon isolée ou accompagnée d'autres symptômes.

L'interrogatoire révèle les antécédents familiaux, l'âge et détermine si la diplopie est mono ou binoculaire :

« Voyez-vous encore double quand vous vous cachez un œil ? ». Si oui elle est monoculaire.

Est-elle isolée, intermittente, variable, permanente, depuis quand ? A-t-elle été précédée ou est-elle accompagnée de baisse d'acuité visuelle, céphalées ou douleur oculaire ou périoculaire. Est-elle apparue subitement ou progressivement ?

Y a-t-il eu, déjà, diplopie éphémère chez une jeune femme ? Sclérose en plaques possible. Chez un diabétique chercher une polynévrite du tronc cérébral, ou chez une femme dysthyroïdienne vérifier la possibilité d'exophtalmie.

L'inspection étudie la position, la symétrie, et le mouvement des paupières – *ptôsis** (fig. 46 p. 79) rétraction palpébrale, exophtalmie ou énophtalmie –, l'aspect et la couleur de l'œil, inflammation douloureuse ou pas aux mouvements du globe.

L'examen cherche des signes associés : une baisse d'acuité, l'étude du réflexe photomoteur direct et consensuel (voir chapitre Examen par un non-spécialiste p. 16). Il peut révéler une *anisocorie**, un *déficit afférent relatif** (figs. 8, 9 et 10). La diplopie augmente dans le champ d'action du muscle paralysé (figs. 14 et 15 p. 28). L'étude des mouvements oculaires cherche une paralysie oculomotrice (fig. 16 p. 29).

À l'issue de cet examen, différents cas peuvent se présenter :

– Une diplopie associée à une baisse d'acuité douloureuse doit suggérer une neuropathie optique ischémique de Horton. Non douloureuse, ce peut être une neuropathie optique non artéritique (voir chapitre Neuro-ophtalmologie p. 168).

– Une diplopie associée à une rétraction palpébrale, à une atteinte pupillaire (fig. 8 p. 24), un *nystagmus** en convergence, et une limitation de l'élévation oculaire bilatérale met en évidence un *syndrome de Parinaud**. La recherche, ou les anomalies du *réflexe oculo-céphalique** peuvent évoquer un anévrysme compressif, une maladie de Horton ou une atteinte nucléaire, infra ou supranucléaire du tronc cérébral.

– Une diplopie associée à des céphalées violentes doit faire penser à une possible hypertension intracrânienne.

– Une diplopie associée à un *ptôsis** (fig. 46 p. 79), à une *mydriase** aréflexique (figs. 7 et 8 pp. 23 et 24), et souvent à une douleur, doit faire craindre un anévrysme vasculaire susceptible de se rompre : **grande urgence** à diriger immédiatement en milieu spécialisé en s'assurant de la prise en charge immédiate.

– Devant un *ptôsis** associé à la diplopie, surtout s'il y a notion de fatigabilité, variabilité, hérédité et absence de douleur, un *test du glaçon** positif évoque une myasthénie.

Au terme d'un tel examen, il est souvent difficile, pour le généraliste, de conclure à un diagnostic précis.

– Une diplopie monoculaire a une cause oculaire à envoyer chez l'ophtalmologiste.

– Devant une diplopie binoculaire aiguë et permanente, exceptionnellement isolée : chercher des signes associés, et, en fonction de l'âge, une pathologie urgente vitale telle que : une maladie de Horton, une fissuration anévrysmale cérébrale, une hypertension intracrânienne, à adresser immédiatement en milieu neuro-ophtalmologique pour imagerie et traitement.

– Devant une diplopie fluctuante, plus ou moins associée à un *ptôsis**, majorée par l'effort physique, avec pupilles normales, et *test du glaçon** positif, craindre une myasthénie oculaire avec survenue prochaine d'un trouble de la déglutition et respiratoire : à adresser aussi, en urgence, en neurologie.

Il y a risque, également, d'un thymome malin – métastase – ou d'une tumeur maligne progressive à explorer par imagerie.

Toute diplopie isolée ou accompagnée doit être explorée en milieu spécialisé et en urgence.

Tout syndrome aigu douloureux associé à une diplopie est à diriger en grande urgence.

■ Douleur

La douleur qui amène le patient peut avoir de multiples facettes associées à des causes très différentes, elle apporte souvent un degré supérieur de gravité au diagnostic.

C'est l'interrogatoire qui est la clé de l'orientation diagnostique, en fonction de l'âge et des symptômes associés.

Il doit explorer les antécédents familiaux et personnels récents qui apportent la notion de traumatisme, de maladie générale – surtout le diabète – de maladie inflammatoire ou infectieuse locorégionale principalement au niveau des sinus et des dents, enfin de migraines fréquentes ou familiales.

Le territoire de la douleur est-il orbitaire, périorbitaire, frontal, temporal, en casque, ou postérieur ? Y a-t-il des irradiations ? La douleur est-elle spontanée, provoquée par le bruit, le travail de près intense, par exemple la couture ou l'ordinateur ? Est-elle lancinante, profonde, d'apparition progressive, nocturne créant une insomnie ou uniquement au réveil, ou intermittente ? La douleur est-elle seulement oculaire, accentuée par les mouvements de l'œil, isolée ou accompagnée de chute d'acuité visuelle, de rougeur de l'œil ou du visage, même légère et par crises ?

Chercher des signes généraux associés : amaigrissement, asthénie, diabète, maladies inflammatoires ou sinusiennes.

L'âge, suivant le caractère de la douleur et les signes associés, peut orienter vers des affections différentes :

La cause est plutôt infectieuse, migraineuse ou tumorale chez le jeune. À partir de 40 ans, il faut penser au glaucome aigu. On évoque plutôt une cause vasculaire après 60 ans : une maladie de Horton ou une autre cause vasculaire.

1/ Œil douloureux et blanc

a) Douleur profonde :
Périorbitaire et orbitaire, avec baisse d'acuité visuelle : sujet de plus de 50/60 ans, état général déficient, penser à la vascularite de Horton ; sujet plus jeune, ce peut être une neuropathie optique artéritique ou une hypertension intracrânienne. Douleur associée à une *anisocorie** et *diplopie** : craindre une urgence vasculaire ou compressive. Adresser en neurologie de toute façon.

b) Douleur associée à une paralysie : adresser en urgence en neuro-ophtalmologie.

2/ Œil douloureux et rouge

Selon topographie de la rougeur douloureuse et signes associés :

a) Douleur violente, sus-orbitaire, transparence cornéenne troublée, chambre antérieure plate, œil dur, *mydriase** irienne, baisse d'acuité visuelle, éventuellement troubles digestifs : penser au glaucome aigu (fig. 39 p. 57).

b) Douleur à la palpation et aux mouvements du globe, cornée plus ou moins transparente, baisse d'acuité visuelle, *myosis** : évoque une iritis, une irido-cyclite ou même une uvéite (fig. 11 p. 26).

---

c) Douleur au clignement, cercle périkératique, photophobie, larmoiement : chercher une kératite ou un corps étranger cornéen ou palpébral (figs. 23 et 26 pp. 35 et 38).

d) Douleur superficielle ou provoquée avec vasodilatation sous-conjonctivale entourant un nodule : songer à une épisclérite, une sclérite ou même une ténonite plus profonde (fig. 38 p. 56).

Conduite à tenir devant un œil douloureux, rouge ou pas :

Toujours vérifier la cornée, l'acuité visuelle, la pupille, la *tension oculaire au doigt**, l'oculomotricité, et les paupières (voir Examen par un non-spécialiste pp. 16-47).

S'abstenir de dilatation pupillaire.

Proscrire les corticoïdes même associés aux antibiotiques ou anti-inflammatoires.

Il faut noter que, dans tous les chapitres présentés dans ce manuel : œil rouge, diplopie, anisocorie, ptôsis, baisse d'acuité, paralysies et neuro-ophtalmologie, la notion de douleur associée aux symptômes ajoute au diagnostic un caractère de gravité et d'urgence.

■ *Anisocorie**

L'*anisocorie** traduit un déséquilibre entre les voies pupillaires efférentes sympathiques et parasympathiques. Il faut pouvoir diriger à bon escient et en urgence.

Le patient vient consulter parce que, lors de sa toilette, lui-même ou le plus souvent son entourage, a remarqué récemment une différence de taille entre ses deux pupilles (figs. 7 à 10 pp. 23 à 25).

L'interrogatoire apporte la notion de signes associés : douleur, vision floue, diplopie parfois vague ou intermittente. Il arrive que le patient avoue une instillation occulte de collyre, ce qui est possible à la suite de gouttes *cycloplégiques** à un enfant en vue d'examen de la *réfraction**, ou encore une prise de médicament ou de drogue.

L'inspection et l'examen guettent, en premier, deux urgences principales associant anisocorie et douleur :

Dissection carotidienne et fissuration d'un anévrysme artériel cérébral

L'examen des *réflexes photomoteurs** (figs. 7, 8, 9 et 10 pp. 23 à 25), en fonction de l'éclairage, indique la pupille pathologique (voir chapitre Examen par un non-spécialiste) :

– Pupille en *myosis**. La plus petite des deux pupilles ne se dilate pas à l'obscurité.

S'il y a un **syndrome de Claude Bernard Horner*** et une **douleur** il faut craindre une dissection carotidienne : patient à diriger en urgence en service spécialisé.

– Pupille en *mydriase**, elle ne se resserre pas à la lumière, c'est elle qui est pathologique. Elle ne réagit pas non plus à *l'accommodation convergence myosis** (p. 25) ; dans ce cas, il y a atteinte intrinsèque de la troisième paire crânienne. S'il y a d'autres signes associés d'atteinte extrinsèque du moteur oculaire commun (figs. 14, 15, 16 pp. 28 et 29, fig. 46 p. 79) : *ptôsis*, œil qui ne suit pas le crayon en dedans ou dévié en dehors, *diplopie** : c'est vraisemblablement le III, dont l'atteinte peut être tumorale, infectieuse ou traumatique. S'il y a douleur associée : il y a soupçon d'anévrysme fissuré, également à diriger en grande urgence (voir chapitres Paralysies, Ptôsis, Douleur pp. 78, 84 et 115).

Autres diagnostics possibles

Cela n'empêche pas de rechercher, pour les éliminer, une autre paralysie oculomotrice associée, avec diplopie, le *réflexe oculo-céphalique**, un *syndrome de Parinaud**, ou plus simplement des antécédents ou des signes de glaucome aigu, d'uvéite antérieure, de traumatisme.

Pupille d'Adie

Elle est tonique à la lumière, plus fréquente chez les femmes, elle se resserre et se dilate très lentement. La grande pupille anormale devient la plus petite au réflexe d'accommodation convergence, il y a inversion de l'*anisocorie**. C'est une mydriase unilatérale, isolée et indolore, avec réflexe photomoteur diminué ou aboli (figs. 8 et 9 pp. 24 et 25).

Vérifier les réflexes ostéo-tendineux des membres inférieurs qui le plus souvent sont abolis, ainsi que le *test de sensibilité cornéenne** qui révèle une hypoesthésie. Faire la différence avec une anomalie récente est important et urgent. L'ophtalmologiste confirmera le diagnostic, car il évite l'IRM, l'angio-IRM et d'autres examens neurologiques.

Il peut aussi s'agir d'un syndrome d'Argyll Robertson par syphilis ou diabète, très rare.

Anisocorie physiologique

Les pupilles se dilatent et se contractent normalement mais la différence de taille ne se modifie pas en fonction de l'éclairage. On la dit stable.

Il peut y avoir grand doute : il faut téléphoner alors à l'ophtalmologiste qui conseillera la marche à suivre plutôt que de prendre le risque de laisser évoluer une atteinte grave de pronostic vital immédiat. Ou bien le médecin peut s'adresser à un service neurologique qui prendra le patient pour bilan urgent.
Se rappeler que :
Tout syndrome de *Claude Bernard Horner** douloureux doit faire soupçonner une dissection carotidienne et être dirigé en neurochirurgie, en urgence.
Toute atteinte, même partielle, douloureuse du moteur oculaire commun, associée à une atteinte pupillaire –règle des « 3P : Pupille, Partielle, Pain » – doit être explorée en urgence à la recherche d'une étiologie anévrysmale susceptible de se rompre instantanément.

Le patient ne se plaint pas des yeux mais...

1) Il n'a pas vu d'ophtalmologiste depuis longtemps.
Le rôle de son médecin est de l'inciter à aller consulter, au moins tous les deux ou trois ans, surtout après la quarantaine où le glaucome chronique peut s'installer à bas bruit pendant longtemps.
2) Il est diabétique ou hypertendu, avec ou sans facteur de risque.

Son médecin doit le faire examiner régulièrement par un ophtalmologiste à la recherche de complications vasculaires. Ici, diabète et hypertension artérielle font l'objet d'un chapitre à part en raison de la fréquence des complications oculaires (pp. 124-129).

3) Il est atteint d'une autre maladie générale.
Elle peut entraîner une complication oculaire. Le médecin doit demander un contrôle ophtalmologique en cas d'insuffisance ou de maladie rénale, de maladie de Behçet, de sarcoïdose, d'hémophilie, de drépanocytose, de maladie de Lyme, de syphilis, de toxoplasmose acquise ou congénitale, de tuberculose et de toute maladie inflammatoire.

OCCLUSION DES VAISSEAUX RÉTINIENS, HYPERTENSION ARTÉRIELLE ET DIABÈTE

Ces trois pathologies sont liées par les complications ischémiques rétiniennes spécifiques qu'elles engendrent.

Du fait de sa vascularisation terminale, la chorio-rétine (fig. 32 p. 44) est une cible privilégiée vis-à-vis de l'hypoxie ischémique et cela à tous les stades de la pathologie vasculaire cérébrale.

Ischémies rétiniennes par occlusion

Ce sont les ischémies dues à une occlusion veineuse ou artérielle qui surviennent lors d'une maladie générale, chez des malades à risque atteints de : maladies cardiaques, dyslipidémies, hémopathies, homocystine facteur de coagulation, hérédité, hypertension artérielle souvent associée à un trouble de la glycorégulation ou diabète, évoluant depuis plusieurs années ou qui surviennent chez une personne plutôt âgée.

Ce sont autant de facteurs pouvant bénéficier d'un traitement préventif de l'hémodynamique.

Elles sont majoritairement dues au diabète, et/ou à l'hypertension artérielle.

Elles ont des signes cliniques communs.

Dans la forme fréquente d'occlusion de la branche centrale de la rétine, que ce soit une occlusion veineuse ou artérielle, le signe d'appel est une chute d'acuité visuelle, souvent une cécité monoculaire brutale et permanente, avec absence de perception lumineuse ou une vision basse à moins de 1/10, avec atteinte du champ visuel, et parfois, signe majeur, une douleur associée.

L'interrogatoire élimine un traumatisme, précise les circonstances de survenue et les antécédents. L'examen vérifie la chute visuelle et le patient doit être dirigé immédiatement.

D'autres symptômes sont possibles : *amaurose** même si elle a été transitoire, *diplopie** fugace, *phosphènes**, *myodésopsies**, *scotome** central ou paracentral (fig. 18 p. 31), trouble du champ visuel périphérique.

(Voir pp. 98-117)

Des **signes artérioscléreux avec signe du croisement artério-veineux** signalés par l'ophtalmologiste lors d'un examen systématique du fond d'œil auraient pu alerter plus tôt le médecin qui, dès ce moment, aurait prescrit un traitement vasodilatateur et anti-agrégant préventif, normalisé la pression artérielle, et, le cas échéant, surveillé un traitement antidiabétique afin de retarder la survenue de ces accidents graves oculaires ou cérébraux.

La pathologie ophtalmologique individuelle des occlusions se répartit en occlusions veineuses et artérielles.

■ Occlusions veineuses

Atteignant la veine centrale de la rétine ou l'une de ses branches, leur gravité est fonction du siège et de l'étendue des zones d'anoxie.

L'ischémie périphérique, loin de la macula et peu importante, peut être découverte lors d'un examen systématique du fond d'œil demandé par le médecin, chez un malade à risque.

Deux formes cliniques d'*ischémie rétinienne** par occlusion veineuse sont possibles.

Forme œdémateuse

Elle est plutôt favorable, sauf en cas d'*œdème maculaire cystoïde** compromettant la vision centrale, de la même façon que lors d'une dégénérescence maculaire liée à l'âge (figs. 18, 19 pp. 31 et 32).

La forme ischémique atteignant de vastes territoires de non-perfusion.

Ils sont mis en évidence par l'*angiographie à la fluorescéine et au vert d'indocyanine** ; leur pronostic fonctionnel est très sévère.

Le traitement comme le diagnostic est ophtalmologique.

Une *photocoagulation** au laser de toutes les zones d'ischémie est indispensable. Dans les formes sévères, on utilise de plus en plus les *anti-VEGF** en injections intravitréennes.

■ Occlusions artérielles

L'occlusion de l'artère centrale est grave du fait de l'ischémie aiguë des cellules ganglionnaires qui est souvent irréversible.

La chute d'acuité visuelle est subite, unilatérale et importante ; elle amène le patient en urgence, il faut l'adresser immédiatement dans un service d'urgences ophtalmologiques. Le pronostic dépend de l'intégrité de la macula, donc du territoire irrigué par l'artère thrombosée, qui peut être partiel sur une branche, loin du centre.

C'est une véritable urgence : la récupération dépend de la grande précocité du traitement par les oxygénateurs et les vasodilatateurs, une demi-heure maximum après l'accident. Malheureusement, le diagnostic est plus tardif. Aussi faut-il considérer les complications oculaires comme autant de raisons de traiter l'artériosclérose et de réduire les facteurs de risque.

Pour le généraliste, il convient de prendre en compte le rôle prépondérant de l'artériosclérose et la vulnérabilité du **croisement marqué artério-veineux**, signe précurseur à prendre au sérieux en essayant de traiter médicalement l'hémodynamique et la dyslipidémie, plus encore en cas de : diabète, hypertension artérielle ou hémopathies.

Retenir l'urgence que constitue une chute d'acuité visuelle monoculaire brutale permanente ou même transitoire.

Hypertension artérielle (HTA)

C'est une des pathologies les plus fréquentes, tant dans nos pays développés que dans ceux du Tiers Monde. Elle touche plus d'un quart de la population mondiale. Elle est très souvent détectée lors d'un examen systématique. Qu'elle soit primitive ou secondaire à une maladie connue, elle peut être longtemps silencieuse et avoir déjà atteint ses cibles principales : cardio-vasculaires, rénales et cérébrales parmi lesquelles s'inscrivent la rétine et le nerf optique.

La rétinopathie hypertensive est d'autant plus fréquente que l'hypertension artérielle est souvent associée au diabète de type II et qu'elle est aussi une conséquence de l'athéromatose par dyslipidémie, associée elle-même à l'artériosclérose des vaisseaux et à l'obésité si fréquentes dans nos pays riches, ainsi qu'à l'apnée du sommeil.

Il s'agit donc sur le plan oculaire des pathologies vasculaires entraînant les complications que nous venons de décrire.

Un point important, souvent négligé, est de faire contrôler, dès la découverte de l'hypertension artérielle, puis régulièrement, le fond d'œil d'un patient hypertendu de façon à suivre l'évolution de l'état vasculaire de tout l'organisme. Actuellement une rétinographie dite « optique adaptative », encore à l'étude, permet de visualiser *in vivo* l'état des parois des vaisseaux rétiniens, qui sont le reflet de tout l'organisme vasculaire.

En effet, l'examen de l'œil, véritable fenêtre ouverte sur les vaisseaux du corps, permet de découvrir préventivement leur état entrecroisé, dont l'artère, devenue rigide par sclérose comme ses congénères cardiaques, rénales et cérébrales, écrase la veine dilatée. Ce « signe du croisement » artério-veineux est annonciateur de complications génératrices non seulement de baisse visuelle, mais aussi de lésions du cerveau et des autres organes vitaux.

Diabète et ses complications ophtalmologiques

Au début du XXe siècle, la cécité par rétinopathie ne frappait que 1 % des sujets diabétiques car ils mouraient avant d'être atteints par cette complication.

Le risque de cécité pèse lourdement sur l'avenir de ces malades que les progrès de la médecine mènent maintenant au-delà de 20 ans de maladie. Sa fréquence approche 80 % des diabétiques, plus ou moins atteints.

Le diabète est une maladie grave, chronique, qui évolue lentement et entraîne des complications physiopathologiques liées à l'équilibre glycémique.

La **rétinopathie diabétique** est la plus grave des complications ; elle est actuellement, dans les pays développés, la cause première de cécité ou malvoyance chez les adultes après 50 ans, mais aussi chez les jeunes atteints de diabète de type I.

■ Rétinopathie diabétique

Elle est, le plus souvent, **asymptomatique** : la rétinopathie est largement installée avant qu'apparaisse une gêne visuelle centrale ou périphérique. Le rôle que jouent les déséquilibres glycémiques dans sa survenue et sa progression n'est plus à démontrer, d'autant plus qu'ils peuvent être associés à une tension artérielle instable et à la durée d'évolution.

On connaît deux types de diabète :

Le type I, insulinodépendant qui touche les sujets très jeunes et le type II dit « gras », non ou insulinodépendant. Tous les deux sont générateurs de rétinopathie sans rapport étroit avec la gravité du diabète.

La rétinopathie diabétique est une micro-angiopathie chorio-rétinienne (fig. 32 p. 44).

L'atteinte des capillaires chorio-rétiniens est une des manifestations les plus graves de la maladie diabétique. Tous les territoires vasculaires peuvent être atteints. Deux organes seulement, de par leur disposition vasculaire termino-terminale, et dépourvus d'anastomoses, extériorisent ces anomalies : la rétine et le glomérule rénal.

La rétinopathie diabétique est le reflet de la choroïdopathie ischémique préexistante ; directement en rapport avec l'hyperglycémie, elle est réversible avec l'équilibre du diabète. Elle représente une lésion de la *barrière hémato-rétinienne*.

Il en résulte l'apparition progressive de rétinopathie dont on distingue trois formes successives en fonction des lésions : non proliférante, préproliférante et proliférante. Toutes trois sont divisées selon l'angiographie en : minime, modérée et sévère.

Rétinopathie non proliférante et préproliférante

Si elle est non proliférante, les lésions initiales fonctionnelles du réseau capillaire, visibles en angiographie, sont réversibles par l'équilibre du diabète.

Sinon des lésions secondaires apparaissent et l'on parle déjà de préproliférante : des microhémorragies et micro-exsudats, des anomalies microvasculaires intrarétiniennes, dits *AMIRS*, qui sont encore aggravées en cas d'hypertension artérielle souvent associée.

Un *œdème maculaire central* avec chute de l'acuité visuelle peut apparaître et évoluer vers la forme cystoïde. Cette maculopathie diabétique doit être évitée et traitée par un spécialiste avant qu'elle ne soit irréversible.

Rétinopathie proliférante

L'ischémie appelle l'apparition de vaisseaux pathologiques, dits néovaisseaux rétiniens ou papillaires, à parois fragiles et s'enfonçant dans le vitré en avant (fig. 20 p. 33).

À un stade extrême : cela peut entraîner une rubéose irienne accompagnée de néovaisseaux atteignant l'angle irido-cornéen (figs. 24 et 43 pp. 37 et 65) et créant un glaucome secondaire très grave.

Certains vaisseaux peuvent aussi se rompre, provoquant une hémorragie vitréenne, des brides rétractiles, une attraction rétinienne avec décollement de rétine, parfois cécité.

Sur le plan purement ophtalmologique, les *traitements de la rétinopathie** parmi lesquels la *photocoagulation pan-rétinienne** ponctuelle ou étendue à l'ensemble de la rétine périphérique, et les traitements corticoïdes ou anti-*VEGF** améliorent actuellement le pronostic visuel, mais restent très astreignants – injections intraoculaires ou implants mensuels ou trimestriels –.

En dehors de la rétinopathie, d'autres complications peuvent survenir au cours de l'évolution.

■ Autres complications du diabète

Cataracte du diabétique

C'est une complication et une cause fréquente de baisse d'acuité visuelle, particulièrement chez le diabétique de type II. Elle survient plus précocement que chez l'adulte sain. Elle peut devenir dense rapidement. L'*opération de cataracte avec implantation** est semblable à celle pratiquée chez les autres patients, mais les résultats fonctionnels dépendent de l'existence ou pas d'une rétinopathie diabétique. Des complications post opératoires sont toujours à craindre, de façon plus fréquente que chez l'adulte sain : inflammations antérieures ou/et postérieures, risque d'évolution de la rétinopathie diabétique avec œdème maculaire. Une surveillance importante est nécessaire.

Par ailleurs, l'incidence d'une *opacification capsulaire postérieure secondaire** est plus rapide et plus accentuée chez le diabétique que chez le sujet normal.

Une baisse d'acuité après l'opération de cataracte doit faire adresser le patient à l'ophtalmologiste pour ouverture de la capsule au laser.

Glaucome chronique ou aigu

Il se rencontre également plus fréquemment chez le diabétique que dans la population générale, par sclérose ou fermeture angulaire. D'où la nécessité de surveillance par l'ophtalmologiste (voir chapitres Atteinte du champ visuel et Personne âgée, p. 104 et 135 et fig. 43 p. 65).

Infections oculaires et inflammations

Elles sont plus fréquentes ou plus graves chez le diabétique ; elles peuvent entraîner une cellulite orbitaire (voir chapitre Œdèmes palpébraux p. 87).

■ Complication du diabète chez la parturiente

Une diabétique enceinte nécessite une surveillance rapprochée en ophtalmologie, l'état de grossesse pouvant déséquilibrer le diabète et de ce fait déclencher ou aggraver la rétinopathie. Les facteurs d'aggravation sont l'ancienneté du diabète, l'équilibre glycémique, le degré de sévérité de la rétinopathie initiale. Une césarienne peut être préconisée suivant la gravité de l'atteinte, en accord entre spécialistes.

La rétinopathie est la principale complication grave du diabète. Elle est directement liée aux déséquilibres glycémiques.

Pour le généraliste il n'y a véritablement qu'un traitement efficace ; c'est la prévention avec équilibrage parfaite et permanente du diabète par le médecin, mais avec observance constante du traitement de son diabète par le patient.

Une surveillance ophtalmologique systématique et régulière est indispensable suivant l'âge du diabète : annuelle avant 10 ans, bisannuelle après 10 ans.

Le soutien du patient par le médecin et des auxiliaires médicaux, en cas de besoin, doit être permanent.

L'objectif devrait être une hémoglobine glyquée – HbA1c – normale de moins de 6 à 7 % : indicateur fidèle et précis de l'équilibre glycémique des deux à trois mois précédents ; le « chiffre 7 » est une grande limite dans le diabète. Cet objectif doit être atteint dès le début et maintenu en permanence quel que soit le diabète, de type I ou II. Car l'hyperglycémie chronique est le principal déterminant de la rétinopathie diabétique.

La prudence étant de mise, la recherche d'un parfait équilibre doit être conjointement pesée par le médecin, le diabétologue et l'ophtalmologiste. Leur coopération est indispensable pour motiver le patient devant les exigences quotidiennes du traitement.

Sachant que tout simplement la non-observance du traitement ou la simple incapacité physique, matérielle ou psychologique sont autant d'obstacles à l'obtention d'une glycémie normale.

Le traitement des facteurs de risque est indispensable : signe du croisement artério-veineux, hypertension artérielle et maladies cardio-vasculaires ou autres pathologies, alcoolisme, tabagisme, qui peuvent déséquilibrer le diabète.

Toute femme enceinte diabétique doit être prise en charge par une équipe pluridisciplinaire comprenant diabétologue, ophtalmologiste, obstétricien et pédiatre, et suivie régulièrement jusqu'après son accouchement.

La moindre baisse d'AV chez un diabétique, même bien suivi, doit faire demander un contrôle ophtalmologique.

Toute atteinte oculaire chez un diabétique doit faire craindre une évolution avec complications inflammatoires ou infectieuses.

Attention aux diabétiques porteurs de lentilles. La vigilance doit être redoublée, des complications cornéennes et inflammatoires peuvent survenir (voir chapitre Complications des lentilles p. 68).

Un facteur de risque ischémique, actuellement à traiter, est aussi l'apnée du sommeil qu'il faut penser à mettre en évidence par l'interrogatoire du patient et de son conjoint, à la recherche de ronflement nocturne avec pauses respiratoires.

De plus, la pathologie ischémique oculaire n'étant que le reflet d'une longue évolution d'ischémie et hypoxie progressives générales, l'œil est, bien souvent, le premier à exprimer sa souffrance. Il constitue de ce fait une alarme de l'organisme permettant d'éviter ou de retarder un accident vasculaire plus général, au pronostic vital.

PERSONNE ÂGÉE

Chacun sait que notre œil, comme nous, vieillit progressivement dès l'âge adulte et même avant pour certains organes.

Toutes les tuniques de l'œil sont concernées. Le vieillissement se fait sentir de façon variable d'une personne à l'autre, à différents niveaux.

– La cornée au niveau du limbe (figs. 20 et 24 pp. 33 et 37) se charge d'un anneau gris, sans danger, appelé gérontoxon.

– Un ptérygion peut apparaître et s'avancer progressivement vers le centre (fig. 58 p. 132), nécessitant une intervention chirurgicale.

– L'angle irido-cornéen (figs. 24 et 43 pp. 37 et 65) se sclérose, gênant l'évacuation de l'humeur aqueuse et entraînant un glaucome tardif (voir Glaucome p. 135).

– La *réfraction** peut varier et se myopiser sous l'influence de la modification de réfringence, avec opacification progressive du cristallin et formation de cataracte.

– Le cristallin cataracté, non surveillé, peut gonfler et pousser en avant jusqu'à bloquer l'écoulement de l'humeur aqueuse d'arrière en avant et créer un glaucome aigu grave (voir chapitre Hypertonies oculaires pp. 64 et 65, fig. 43).

– La presbytie est inéluctable, son traitement grâce aux techniques opératoires récentes de *presbylasik**, Intracor et implants multifocaux est en pleine évolution (voir p. 178).

– Le vitré à son tour dégénère progressivement, se décolle, se rétracte et chute dans le fond du globe créant souvent des *myodésopsies** amenant le patient en urgence (voir chapitre Myodésopsies p. 102-103).

– Un décollement de rétine (voir chapitre Impression de chute de suie p. 102) peut survenir, par traction du vitré sur la périphérie rétinienne fragilisée (fig. 20 p. 33).

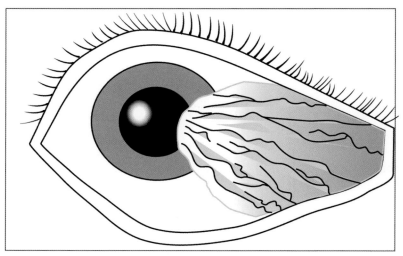

Fig. 58 – Ptérygion œil droit
C'est une prolifération conjonctivale, sans cause apparente – ethnique, trauma-tique ou vieillissement. Elle longe l'axe horizontal vers la cornée, plus volon-tiers en dehors ; elle peut atteindre le limbe scléro-cornéen à 9 heures œil droit ou 3 heures œil gauche. Elle peut avancer vers le centre cornéen, nécessitant alors une intervention chirurgicale, parfois une greffe.

– Des modifications lacrymales : une obstruction des voies (figs. 51 et 28 pp. 95 et 40) par dacryocystite aiguë ou chronique, ou un larmoiement par hypersécrétion lacrymale (voir chapitre Larmoiement constant pp. 95-97), ou une sécheresse oculaire, très souvent avec souffrance cornéenne, peuvent aussi se produire (voir chapitres Sécheresse oculaire pp. 97-98, Kératite neuro-paralytique p. 167).

– Les *paupières** sont souvent le siège de déhiscence ou de sequelles : *ectropion*, entropion*, trichiasis*, ptôsis** aponévrotique, cancers (figs. 42, 41, 46 pp. 61 et 79 et voir chapitre Pathologie orbito-palpébrale, p. 84).

– L'acuité visuelle peut chuter brutalement, uni ou bilatéralement pour diverses raisons. Associée à une douleur périorbitaire, un amaigrissement, une asthénie, elle évoque une maladie de Horton, à traiter en urgence (voir pp. 99-101, 105, 111, 125-129 et 170).

– Un zona ophtalmique peut être grave à cet âge par son atteinte à la fois géné-rale et locale (voir chapitre Œil rouge p. 62)

Cependant, les trois principaux problèmes visuels, non douloureux, dus au vieillissement oculaire sont : la cataracte, le glaucome et la dégénérescence maculaire liée à l'âge.

Cataracte

C'est la première cause de cécité dans le monde. En France, l'intervention avec implantation se fait avec succès dans 99 % des cas.

L'atteinte cristallinienne succède, à partir de 65 à 70 ans, à la manifestation de la presbytie normale. L'interrogatoire d'un patient de cette tranche d'âge révèle une baisse d'acuité visuelle en vision de près et de loin. Le changement s'est fait lentement : d'abord en vision de loin où les visages apparaissent un peu flous, le patient a plus de difficulté à voir les bords des trottoirs et des marches, il est gêné en conduite automobile, surtout au crépuscule, ébloui au soleil. Il avoue qu'il se fatigue plus vite à la lecture ou à la couture, avec larmoiement, malgré sa correction optique et un éclairage meilleur. Cela permet de lui faire préciser qu'il ne voit pas les objets et lignes déformés, n'a aucune douleur, ni amaigrissement ni asthénie, et depuis quand il n'est pas allé voir l'ophtalmologiste.

L'examen est orienté vers l'acuité visuelle de loin en monoculaire, au test de Monoyer (fig. 3 p. 19), et comparé à un examen précédent. Il faut vérifier à travers un *trou sténopéique** qu'il lit mieux les lettres, à condition qu'il n'ait pas de cicatrice cornéenne centrale gênante, due à une atteinte cornéenne antérieure. De près, il a un peu de mal à lire Parinaud 3 (fig. 6 p. 22) avec sa correction de presbyte. Cela, couplé au test d'Amsler normal (fig. 18 p. 31), permet d'orienter le diagnostic vers une atteinte plutôt cristallinienne que centrale rétinienne.

Un examen par l'ophtalmologiste est nécessaire, il permet d'envisager l'intervention avec implantation au bon moment et peut révéler un risque de glaucome aigu par gonflement de la lentille cristallinienne, à traiter au laser préventivement (fig. 43 p. 65).

La tendance est maintenant d'opérer assez tôt afin d'éviter au patient une gêne croissante et invalidante, mais cela dépend de ses activités et surtout de sa demande. Un déficit important dans la vision des contrastes (fig. 57 p. 110), dans celle des *couleurs** et dans la vision nocturne en conduite automobile peut entraîner une intervention plus précoce.

– Une étude intéressante de l'influence de la cataracte sur les couleurs que l'on observe sur les différentes toiles *Nymphéas* et *Le Pont* chez le peintre Monet, avant et après son opération, a montré que la dominance des couleurs chaudes vues à travers un cristallin très vieilli, brun jaunâtre, a fait place, sur son œil opéré, à celle des couleurs froides, bleu, violet et verdâtre-.

L'*opération de cataracte avec implantation** bénéficie d'une technique maintenant bien au point.

Ni la dégénérescence maculaire, ni le glaucome, ni la rétinopathie diabétique, ni la myopie forte ne sont des contre-indications formelles à l'opération dans la mesure où ils sont stabilisés et où le résultat ne peut qu'éclaircir la vision du malade, même sans amélioration de son acuité. Il convient de l'en avertir et qu'il l'accepte. Mais, plus exposés à des complications, ces patients doivent être particulièrement préparés, et suivis de près ensuite.

Des complications rares, mais possibles quelles que soient les circonstances, peuvent entraver le résultat visuel.

– Soit pendant l'opération : problème interventionnel suivi de complications infectieuses ou inflammatoires oculaires, antérieures ou postérieures.

– Soit après l'opération, même sans incident.

C'est pourquoi une surveillance ophtalmologique est nécessaire pendant les deux mois suivants.

Un œil rouge et douloureux dans les jours suivants doit être revu par l'ophtalmologiste en urgence.

Une perte du reflet cornéen postopératoire, *a fortiori* un hypopion (fig. 11a p. 26), doit être hospitalisé ; une *vitrectomie** peut être envisagée.

Le plus souvent l'opération se passe très bien et les suites sont simples. Certains patients disent même n'avoir jamais aussi bien vu de leur vie (voir chapitre Corrections optiques p. 179).

L'intervention avec extraction du cristallin cataracté n'est suivie d'aucune complication dans 99 % des cas. Les suites doivent cependant être surveillées. Dans les jours suivants la chirurgie, tout œil rouge douloureux doit faire craindre une uvéite et doit être traité pour éviter le risque de se transformer en cellulite orbitaire ou en endophtalmie aiguë et constitue une urgence thérapeutique médico-chirurgicale.

Glaucome

Celui de l'âge mûr, ainsi que le glaucome à pression normale, sont traités dans les chapitres hypertonies oculaires, atteinte du champ visuel (pp. 64 et 106). Rappelons néanmoins qu'ils évoluent à bas bruit, qu'ils ne se révèlent que tardivement par une gêne visuelle et/ou un trouble du champ visuel irréversibles.

D'où l'importance de consultations systématiques en ophtalmologie que le médecin traitant devrait conseiller, tous les deux ans, à partir de 40 ans. Il peut en être de même chez le sujet âgé.

Pour cette raison, le glaucome constaté chez un sujet âgé peut être le fruit d'une évolution déjà ancienne ; il est le plus souvent associé à une cataracte. Il participe, en ce cas, à une dégradation progressive de la vision et du champ visuel, malgré les traitements nombreux et efficaces actuels, tant médicaux que chirurgicaux. Des opérations combinées sont possibles : *trabéculectomie**, extraction cristallinienne et implantation.

Le glaucome peut aussi, non seulement, débuter tardivement mais aussi être difficile à surveiller à travers un cristallin plus ou moins cataracté et être parfois associé à une dégénérescence maculaire débutante ou pas. Il peut encore se révéler par un glaucome aigu (fig. 39 p. 57) ou subaigu dû à l'existence, jamais soupçonnée, d'une chambre antérieure constitutionnellement étroite, qu'une cataracte contribue à diminuer encore par gonflement du cristallin et blocage. Les examens par échographie *UBM** et par *OCT** permettent depuis quelque temps de diagnostiquer précocement les angles à risque de blocage (fig. 43 p. 65).

Le glaucome du sujet âgé peut donc avoir plusieurs visages.

L'interrogatoire chez une personne âgée qui se dit gênée progressivement, et l'examen de la vision, du *champ visuel au doigt**, le test central d'Amsler (fig. 18 p. 31), la dureté de l'œil, parfois une rougeur et une douleur, doivent guider le médecin et faire diriger le patient chez le spécialiste.

Le traitement ophtalmologique du glaucome chronique du sujet âgé est médical, identique à celui du sujet de la quarantaine (voir chapitre Champ visuel, p. 106). Mais les dégâts peuvent être plus grands ; ils nécessitent alors, en première intention, une intervention par *trabéculoplastie** au laser. Celui du glaucome subaigu ou aigu bénéficie plutôt d'une *iridotomie** au laser, parfois d'une *iridectomie**. Ou même, suivant le stade constaté, le spécialiste peut proposer une *trabéculectomie**. Tous ces traitements sont toujours associés à un traitement local.

Un suivi régulier en ophtalmologie, recommandé par le médecin, ne peut qu'être bénéfique et éviter un traitement tardif et une évolution néfaste.

Dégénérescence maculaire liée à l'âge ou *DMLA**

Elle débute de plus en plus tôt, parfois vers 50 ans ; son évolution est progressive au début. C'est la principale cause de malvoyance dans nos pays industrialisés chez les sujets de cet âge. Elle se répand de plus en plus avec l'allongement de l'espérance de vie.

La dégénérescence maculaire du sujet âgé est une affection binoculaire, mais avec un décalage entre l'atteinte des deux yeux qui peut être de quelques jours, mois ou années. Les signes prémonitoires ne sont pas bruyants : ce sont des *drüsens** périmaculaires, qui apparaissent petit à petit au pôle postérieur de la rétine, situés dans la membrane de Bruch et visibles en *OCT**. La maladie peut rester silencieuse longtemps ; c'est à ce stade silencieux qu'il convient de les découvrir afin de surveiller et traiter dès les premiers signes de menace ou de souffrance maculaire.

En pratique, au cabinet du médecin : dans sa forme installée, le patient se plaint, à différents degrés, d'incapacités à accomplir les gestes de la vie quotidienne en vision centrale : couture, lecture, cuisine, conduite automobile, vision des couleurs, ou il a une vision déformée des objets, ou une tache grise ou noire devant un œil puis, éventuellement les deux.

L'examen de l'acuité est révélateur : elle est basse, les lettres sont cachées par un flou ou une tache, et le patient bouge la tête pour regarder de côté. Le test d'Amsler (fig. 18 p. 31) révèle la tache ou le flou central ou les déformations des lignes caractéristiques des *métamorphopsies** (fig. 19 p. 32).

Il est possible d'agir plus tôt – d'autant plus que l'ophtalmologiste a signalé l'existence de *drüsens** du pôle postérieur, ou qu'un œil est déjà atteint –, car il existe maintenant différents traitements précoces efficaces. Il faut recommander également aux patients de ne pas s'exposer dangereusement au soleil, de porter des lunettes teintées et un chapeau. Les enfants doivent être particulièrement protégés du soleil, car c'est tout jeune que l'on conditionne l'état de vieillissement des tissus.

Les trois formes cliniques de la dégénérescence et leurs traitements n'ont pas la même évolution.

– La première est celle décrite plus haut qui présente des *drüsens** périmaculaires ou juxtamaculaires, sans baisse visuelle chez une personne d'âge mûr et qui peut n'évoluer que tardivement. D'où l'intérêt du test d'Amsler en autocontrôle à domicile dès ce stade.

– La deuxième est la forme dite sèche, atrophique. Cette forme est d'évolution lente : il n'y a aucun traitement actuellement. Le médecin peut conseiller des vasodilatateurs peu efficaces, et des suppléments alimentaires : lutéine, carotène, zinc, vitamines C et E, omega 3.

– La troisième, la forme œdémateuse– ou humide, ou séreuse – est la plus grave, la plus rapidement évolutive, mais la seule qu'actuellement nous pouvons traiter et stopper, au moins en partie. Le premier signe, après l'installation silencieuse de *drüsens** séreux, visibles à l'angiographie fluorescéinique et à l'*OCT**, est la déformation des droites ou *métamorphopsies**, qu'il faut guetter et traiter en urgence.

La prise en charge très rapide par spécialiste conditionne l'efficacité thérapeutique.

Les différents traitements des *métamorphopsies** de *DMLA**, utilisés seuls ou associés suivant le stade : le traitement au laser, la photothérapie et surtout les *anti-VEGF**, sont actuellement efficaces s'ils sont appliqués de façon précoce.

Quel que soit le résultat, il faut dire aux patients, en opposition aux idées reçues, qu'ils ne seront pas aveugles au sens propre du mot, qu'ils garderont une vision périphérique leur permettant de pallier, en partie, leur handicap et qu'un traitement très précoce et un suivi régulier peut leur conserver une vision utile.

Dans les formes hors de toute thérapeutique, on peut proposer à ces patients une rééducation de basse vision, des aides optiques et informatiques en collaboration avec orthoptiste rééducateur de basse vision, opticien, ophtalmologiste et médecin. Cependant, en pratique, beaucoup de ces patients ne suivent pas avec enthousiasme ces propositions d'aide (voir chapitre Malvoyant p. 165).

Dans ces trois cas d'atteinte visuelle due à l'âge, le rôle du médecin, en accord avec l'ophtalmologiste, est d'inviter les patients vieillissants à surveiller eux-mêmes leur vision unilatéralement et systématiquement en prenant des repères précis :

De loin : ils peuvent observer souvent un tableau chez eux, toujours le même, et la verticalité régulière de ses bords.

De près : lire régulièrement un texte qu'ils aiment et vérifier eux-mêmes le test d'Amsler photocopié (figs. 18 et 19 pp. 31 et 32), à l'affût d'une moindre déformation des lignes ou d'une diminution de vision.

La moindre baisse visuelle doit être adressée en urgence chez l'ophtalmologiste ou dans un service spécialisé en cas de soupçon de dégénérescence maculaire avec *métamorphopsies** subites.

Cataracte, glaucome et dégénérescence rétinienne ont vu, depuis quelques années, leurs traitements très améliorés, à condition qu'ils soient précoces. Ceci permet de prolonger le plus possible les capacités visuelles, donc l'autonomie des personnes vieillissantes.

ENFANT

Nous envisagerons quatre cas : le nouveau-né, le nourrisson, l'enfant et l'adolescent.

Nouveau-né, à la clinique

Dès la première toilette, le seul geste d'ordre ophtalmologique est d'instiller, dans chaque œil du bébé venant de naître, une goutte de collyre antigonococcique et antichlamydiae afin d'éviter le développement d'une ophtalmie, contractée au passage du périnée, autrefois grande génératrice de cécité. Une fois dans son berceau, le nouveau-né est examiné par un pédiatre qui, en cas d'anomalie, demande un examen ophtalmologique et une prise en charge par un ophtalmologiste dès la sortie de clinique.

Il est souhaitable alors que le médecin de famille ou le pédiatre soit en rapports fréquents avec ce spécialiste.

Nourrisson

■ Première consultation

Le bébé est vu à un mois, dans les bras de sa mère, au cabinet du médecin ou du pédiatre. L'examen des yeux doit faire partie du « checking ». L'interrogatoire des parents et le carnet de santé donnent des renseignements précieux sur le déroulement de la grossesse, les circonstances de la naissance et les antécédents familiaux.

La simple observation du bébé, pendant ce moment d'entretien, permet de constater son comportement général et visuel : regarde-t-il sa mère normalement ou plus souvent dans le vague ? Ou pire : « plafonne-t-il » ? Semble-t-il photophobe ? A-t-il un œil qui dévie ou un *nystagmus** ? Une cornée trouble ou large (figs. 20 et 25 pp. 33 et 38), une pupille modifiée ? Noter la teinte de sa peau, de ses cils et de ses cheveux pour rechercher un albinisme. S'il a un larmoiement, celui-ci est-il clair ou infecté, est-il constant ? A-t-il un œil rouge ou les deux ? Autant de questions auxquelles répond la maman en même temps que se fait l'observation du bébé.

Ensuite, le médecin examine les yeux du nourrisson : la transparence et le diamètre cornéen (fig. 59 p. 141), la pupille qui doit être totalement noire, son diamètre (fig. 7 p. 23), il teste le *réflexe pupillaire** à la lumière, et l'oculomotricité (figs. 8 et 16 pp. 24 et 29).

Lors de ce premier examen systématique, l'important est de vérifier l'absence de certaines anomalies congénitales oculaires qui seraient à traiter précocement : *strabisme**, glaucome, cataracte.

*Strabisme** congénital du nourrisson

C'est le plus souvent un *strabisme** convergent à forte hypermétropie ou myopie, parfois divergent, associé à une *amblyopie** uni ou bilatérale qui n'est pas facile à affirmer. Il peut aussi être associé à un *nystagmus** et à un torticolis (voir chapitre Strabismes, pp. 73-76).

Interroger les parents sur leurs propres antécédents oculaires et sur ceux de leur fratrie et de leurs autres enfants. Et envoyer, au moindre doute, à l'ophtalmologiste. Car un traitement précoce peut et doit se faire dès un mois de vie et permet un développement psychomoteur normal.

Il faut que les parents et le médecin ou le pédiatre soient impliqués fortement et comprennent parfaitement la nécessité de suivre, à la lettre, le traitement et d'aller régulièrement chez le spécialiste en faire contrôler les progrès.

Ce n'est qu'à ce prix que la *vision binoculaire** (fig. 45 p. 76) de l'enfant strabique peut se développer entre la naissance et 2 ans.

De toute façon, même devant un nourrisson paraissant voir normalement, le médecin généraliste – ou le pédiatre – est seul en première ligne. C'est lui qui doit raisonnablement et de façon impérative provoquer un examen ophtalmologique ou de dépistage systématique d'anomalies visuelles, dès la naissance ; c'est actuellement un enjeu de santé publique. Mais aussi à 3/4 mois d'âge, car l'amblyopie unilatérale, qui peut être présente sans strabisme, est extrêmement difficile à mettre en évidence. Plusieurs consultations rapprochées sont souvent nécessaires pour que l'ophtalmologiste lui-même ait une certitude.

Le généraliste ou le pédiatre peut aussi réexpliquer aux parents ce que le spécialiste a entrepris et pourquoi.

Ceci implique la correspondance régulière entre le médecin traitant de l'enfant et l'ophtalmologiste.

Glaucome congénital

L'aspect des yeux est le plus souvent caractéristique, les deux cornées sont larges et troubles, il y a *buphtalmie**. Indépendamment de cela, la constatation d'une cornée un peu large (fig. 59) doit inciter le médecin à adresser le bébé au spécialiste afin de confirmer ou d'éliminer ce diagnostic, même en l'absence d'antécédent familial connu.

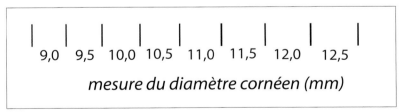

9,0   9,5   10,0   10,5   11,0   11,5   12,0   12,5

mesure du diamètre cornéen (mm)

Fig. 59 – Diamètre cornéen
En approchant la règle de l'œil au plus près sans toucher, on peut mesurer la cornée du nouveau-né. Le diamètre ne doit pas dépasser 10,5 mm. Au-delà il faut soupçonner un glaucome congénital ou une mégacornée à explorer en milieu spécialisé. Un double décimètre peut aussi faire l'affaire.

Cataracte congénitale

La constatation d'un reflet pupillaire trouble ou blanchâtre doit faire rechercher ce diagnostic (p. 155).

NB : le bébé secoué, ou soupçonné tel, doit être envoyé en urgence en service ophtalmologique à la recherche d'hématomes chorio-rétiniens et pour une enquête sociale, voire juridique.

■ Lors des consultations suivantes

Les causes oculaires de consultations les plus fréquentes sont les conjonctivites et le larmoiement constant par imperforation lacrymale.

Conjonctivites du nourrisson

Elles sont essentiellement bactériennes purulentes.

On les voit dans un contexte infectieux qu'un interrogatoire permet de découvrir : mode de survenue, antécédents familiaux et médicaux récents, rhinopharyngite, bronchite, ethmoïdite à redouter en raison de complications oculaires rétroseptales (figs. 47, 48 et 49 pp. 87, 88 et 93) ou méningées.

L'interrogatoire de la mère sur ses habitudes, sur son hygiène, ou sur la présence de frère ou sœur malades apporte de précieux renseignements.

Les sécrétions sont purulentes, associées à une adénopathie prétragienne.

Prescrire un collyre antiseptique – Vitabact® – ou, s'il y a des sécrétions plus abondantes, un antibiotique 6 fois par jour pendant 6 jours : Rifamycine® ou Exocine® par exemple, si le premier n'agit pas.

Si les sécrétions purulentes sont récidivantes et intercalées d'écoulement clair, faire faire un antibiogramme et adapter le traitement.

En cas d'échec, ces conjonctivites sont souvent en rapport avec une imperforation lacrymale.

Imperforation congénitale du conduit lacrymal

Elle est assez fréquente, elle touche environ 5 % des nourrissons. Il s'agit d'une imperforation de la membrane muqueuse qui obture le canal de jonction ou la partie terminale du canal lacrymo-nasal. La guérison est spontanée dans un grand nombre de cas avant un an. Dans les trois premiers mois, prescrire si besoin un antiseptique ou un antibiotique et des lavages au sérum, ainsi qu'un massage léger, à chaque instillation, au niveau du sac lacrymal (figs. 51 et 28 pp. 95 et 40). Entre 3 et 12 mois, s'il y a persistance des infections et du larmoiement, envoyer à l'ophtalmologiste qui ouvrira la voie par un sondage rapide et efficace, ou par une intubation sous anesthésie générale.

D'autres conjonctivites sont possibles

Elles sont moins spectaculaires, souvent associées à un larmoiement uni ou bilatéral, fréquent ou constant, dont l'interrogatoire apprend qu'il existe depuis le retour de clinique et dont les causes peuvent être découvertes à la simple inspection. Au niveau des paupières on peut voir un *épiblépharon**, un *trichiasis** ou un *distichiasis** (voir chapitre Pathologie palpébrale, p. 91).
L'examen, dans ces trois cas, montre des cils irritant la cornée (fig. 20 p. 33), qui est abrasée superficiellement et prend la fluorescéine avec parfois ulcération.
L'instillation de cette simple goutte, suivie immédiatement d'un peu de sérum physiologique, permet aussi de vérifier la perméabilité de la voie lacrymale (figs. 51 et 28 pp. 95 et 40) par récupération, sur un Kleenex®, d'une goutte colorée à la narine homolatérale.
Le traitement du bébé est d'abord médical : un collyre antiseptique et une pommade protectrice comme le Bléphagel®, dans la paupière inférieure avant le coucher, et parfois un maintien de la paupière en très légère éversion avec un sparadrap microporeux anallergisant, en attendant que tout rentre spontané-ment dans l'ordre. Par contre, s'il y a malformation, seul l'ophtalmologiste peut intervenir au bon moment.
– Une rougeur oculaire importante accompagnée de photophobie et de suspi-cion de douleur peut être due à une conjonctivite virale épidémique, avec atteinte simultanée des parents, ou herpétique de primo-infection. Il faut diriger le bébé, alors, vers le spécialiste.

Petit et jeune enfant

Il est amené chez le médecin ou le pédiatre en raison, le plus souvent, de rougeur oculaire, de strabisme soupçonné ou subit, ou parce qu'il a mal à la tête en rentrant de l'école.
L'interrogatoire de la mère et éventuellement de l'enfant, recherche les circons-tances de survenue du symptôme, des antécédents familiaux et personnels du petit.

■ Œil rouge du jeune enfant

Œil rouge traumatique

– Hémorragie sous-conjonctivale où le contexte traumatique ou de corps étranger, le plus vraisemblable à cet âge, est à rechercher par l'interrogatoire qui apporte des précisions sur les jeux et jouets utilisés. En cas de doute, envoyer au spécialiste pour s'assurer de l'absence de plaie ou de corps étranger sous l'hématome.

– Kératite traumatique par objet contondant ou crayon ou corps étranger ou brûlure, à la suite d'un accident scolaire ou domestique, dont on apprend par l'interrogatoire le mode d'apparition. L'examen ophtalmologique s'impose en urgence.

– Les plaies traumatiques palpébrales et orbitaires se présentent sensiblement comme celles du grand enfant ou de l'adulte.

Œil rouge infectieux ou allergique

Conjonctivites

Comme pour l'adulte elles sont : bactériennes, virales ou allergiques.

– Bactérienne, l'enfant se plaint de sensation de grain de sable et écoulement purulent souvent en relation avec une rhino-pharyngite, une angine. La traiter par antibiotique, précédé éventuellement d'antibiogramme.

– Virale, due à un adénovirus pandémique (fig. 36 p. 52), elle est accompagnée de sécrétions claires avec contexte de pharyngite, fièvre, adénopathie prétragienne et notion de contage. Le lavage des mains de tous les membres de la famille doit être recommandé et surveillé. Le traitement est uniquement un antiseptique en collyre, sauf surinfection. Elle est spontanément résolutive en quelques jours.

– Allergique, l'interrogatoire dévoile un terrain atopique. La rougeur bilatérale est accompagnée de prurit, et parfois de *chémosis** (fig. 37 p. 54). À la face postérieure des paupières siègent des petites papilles, chacune centrée par un vaisseau sanguin, et dont le traitement est un collyre anti-allergique, type cromoglycate de sodium : Cromadoses® ou Cromédil®, à raison de 4 à 6 gouttes par jour.

– La conjonctivite printanière évolue sur un terrain atopique souvent familial, avec, par opposition à la précédente, de gros follicules sous-conjonctivaux en pavés, une photophobie, une douleur et un larmoiement. Traitement : antihistaminiques généraux et locaux.

Kératites

Elles sont : herpétiques ou bactériennes.

– Kératite herpétique de primo-infection : l'enfant pleure, se cache l'œil douloureux. En l'absence de traumatisme, une douleur subite à l'œil avec rougeur, vésicules palpébrales, adénopathie prétragienne, trouble cornéen (fig. 26 p. 38), photophobie et larmoiement évoquent le diagnostic. Le contage peut être retrouvé auprès des parents. Le traitement est un antiviral : Virgan® gel ophtalmique, sur les vésicules et dans l'œil, 3 à 4 fois par jour. Faire contrôler par l'ophtalmologiste les lésions cornéennes.

NB : Ne jamais prescrire de corticoïdes locaux, même palpébraux.

– Kératite bactérienne : elle est rare mais dangereuse, à envoyer au plus vite à l'ophtalmologiste.

Tuméfactions palpébrales

– Orgelet du bord palpébral (fig. 21 p. 34). Fréquent, le traitement est un collyre antistaphylococcique et une pommade Fucithalmic® oculaire, 4 fois par jour pendant 6 jours (p. 90).

– *Chalazion**, plus rare chez l'enfant, que l'on traite avec Fucithalmic® gel le plus souvent et que l'on n'envoie à opérer qu'exceptionnellement (pages xxx).

– Complications orbitaires infectieuses et inflammatoires avec œdème palpébral, d'origine sinusienne et/ou ethmoïdale, qui peuvent entraîner une iritis, ou une uvéite, atteindre le septum orbitaire (figs. 11, 20 et 48 pp. 26, 33 et 88) et doivent faire suspecter l'extension à une cellulite orbitaire avec risque de thrombophlébite du sinus caverneux (fig. 47 p. 87). Grande urgence à envoyer à l'hôpital pour traitement général et local.

■ Strabismes* et troubles de *réfraction**

Ils constituent des causes fréquentes de consultation au sujet des yeux. Il est important de détecter au plus tôt :

– un *strabisme convergent accommodatif** survenant vers l'âge de deux ans, vraisemblablement hypermétropique, le plus fréquent. Ou, plus rare à cet âge, un strabisme divergent du petit myope (voir chapitre Strabismes pp. 73-76) ;

– une différence d'acuité entre les deux yeux ;

– une acuité visuelle de loin ou de près insuffisante évoquant une *amétropie**, révélée par un mal à la tête en rentrant de classe ou signalé par l'instituteur (figs. 1 et 2 pp. 16 et 17).

L'examen du petit enfant peut s'avérer difficile ; il faut, au médecin ou au pédiatre, beaucoup de patience et de stratégie. La mise en confiance du petit est essentielle avant tout examen. Le médecin que connaît bien l'enfant obtiendra parfois de meilleurs réponses qu'un ophtalmologiste qu'il consulte pour la première fois : on peut donc dès l'âge de 2 à 3 ans vérifier systématiquement la vision de chaque œil de l'enfant, d'abord de près, puis de plus loin, utiliser un test Cadet ou Snellen (figs. 4 et 5 pp. 20 et 21).

Naturellement, dans ces cas, seul l'ophtalmologiste, aidé de l'orthoptiste, est habilité à suivre le petit patient et à proposer, à bon escient, le traitement.

Si l'ophtalmologiste, en concertation avec les parents, prescrit des lentilles à un enfant myope ou hypermétrope fort, le médecin doit aider les parents à gérer les difficultés de port et d'hygiène engendrées. Le grand inconvénient est que l'enfant peut perdre ses lentilles facilement, surtout si ce sont des petites rigides (voir chapitres Anomalies réfractives pp. 176-178 et 179 et complications des lentilles p. 68).

– un strabisme aigu, rare mais grave, autour de trois ans, doit être envoyé immédiatement en ophtalmologie de crainte d'un rétinoblastome à évolution dramatique et rapide, ou plus rarement dû à une autre tumeur orbitaire ou neurologique. Une prise en charge et un suivi régulier seront nécessaires en milieu hospitalier, mais le médecin recevra à chaque contrôle un compte rendu (voir chapitre Pupille blanche et Strabismes pp. 72 et 77).

■ Autres pathologies

Un torticolis isolé ou associé à un strabisme ou/et à un *nystagmus**, une chute d'acuité visuelle subite, une gêne dans le champ visuel : l'enfant se cogne dans les obstacles qu'il aurait dû éviter, un trouble de l'oculomotricité paralytique (fig. 16 p. 29) doivent faire rechercher une cause oculaire acquise ou héréditaire, ou une origine neurologique oculaire ou cérébrale.

Adolescent

La plupart des causes fréquentes de consultation citées dans le paragraphe enfant sont possibles chez l'adolescent qui vient voir son médecin de famille. Quelques particularités sont à préciser : les troubles de *réfraction**, les céphalées de l'adolescent, et quelques autres causes plus rares mais graves.

■ Troubles de *réfraction*＊

Myopie scolaire, dite bénigne

C'est souvent en cette période qu'elle apparaît ou augmente et gêne beaucoup le travail scolaire. Le, ou la, jeune collégien ou lycéen se plaint de « mal voir, au tableau, les équations de son prof de maths » ou d'avoir mal à la tête, en rentrant de l'école ou du collège.
L'interrogatoire révèle parfois une myopie maternelle ou paternelle connue.
L'examen de l'acuité visuelle montre une baisse à 4 ou 5/10, parfois plus. La consultation ophtalmologique s'impose.

Hypermétropie

Elle peut être importante ; en ce cas elle s'est, le plus souvent, manifestée plus tôt, au moment de l'apprentissage de la lecture, avec une gêne de loin par troubles de l'accommodation et accompagnée de maux de tête.

Astigmatisme

Il est souvent plus ou moins associé à une myopie ou une hypermétropie, il peut gêner énormément la vision en classe et générer lui aussi des céphalées.
Dans ces trois cas, si le jeune patient, porteur de lunettes en permanence, demande à porter des lentilles, il est important de lui expliquer, avant de l'envoyer consulter l'ophtalmologiste avec une lettre, les avantages et les contraintes de cet équipement (voir chapitre Corrections des anomalies, p. 179). Le médecin doit aussi le mettre en garde contre le port de lentilles sans consultation auprès d'un ophtalmologiste, et lui indiquer les dangers à poser sur ses yeux des lentilles mal adaptées, en mauvais état ou longtemps sans surveillance, ou encore des lentilles colorées achetées et portées sans contrôle. (Voir chapitre Complications des lentilles, pp. 68 et 69)

■ Céphalées

Chez l'adolescent, elles nécessitent une grande attention, d'autant plus qu'il s'agit d'un symptôme généralement nouveau et de causes diverses.
L'interrogatoire est capital, sans influencer le jeune par des questions trop imagées : on recherche l'« aura » possible, les horaires, l'intensité, la fréquence des crises ; on fait décrire la douleur, sa ou ses localisations variables ou non, ses

circonstances de survenue et son association parfois à des troubles digestifs. Les antécédents de migraine familiale sont à considérer.

L'examen général et oculaire s'impose. Il peut s'agir de troubles de *réfraction**, ou accommodatifs (figs. 44, 1 et 2 pp. 74, 17 et 18), ou d'*hétérophories** à faire contrôler et traiter par l'ophtalmologiste assisté de l'orthoptiste. Chez l'adolescente, il peut s'agir de céphalées cataméniales. Ce peuvent être des céphalées de type migraineux, avec ou sans aura, ou névralgiques comme la névralgie d'Arnold, ou dues à une cause neurologique (chapitre Neuro-ophtalmologie, pp. 168-172).

Avant de conclure à des migraines, demander l'avis du spécialiste du fait de leur primo-manifestation.

■ Causes, plus rares, mais graves

D'autres causes et symptômes peuvent amener l'adolescent en consultation.

Kératocône

Une baisse d'acuité visuelle progressive peut être due, à l'adolescence, à un astigmatisme déformant héréditaire, rare mais grave, qui évoluait inéluctablement il y a encore quelques années vers la malvoyance. Mais les protocoles actuels de traitement du *kératocône** avec *cross-linking**, proposés préférentiellement dans les formes débutantes et évolutives, permettent d'éviter ou de repousser l'évolution (voir chapitre Principales causes de cécité et Anomalies visuelles, pp. 157 et 178).

Le Centre national de référence du kératocône (CNRK) a mis en place un réseau d'ophtalmologistes permettant une prise en charge homogène entre ophtalmologistes, adaptateurs et chirurgiens.

Paralysie oculaire et syndrome de Claude Bernard Horner*

Si l'on voit une paralysie oculaire chez un enfant ou un adolescent, on doit craindre un neuroblastome ou une autre tumeur juvénile qui nécessitent, évidemment, un bilan neuro-ophtalmologique avec imagerie et prise en charge urgente.

Baisse subite et importante d'acuité visuelle uni ou bilatérale

Chez le grand adolescent elle doit évoquer :

– une maladie de Leber ou atrophie optique héréditaire : il y a un *scotome** central au test d'Amsler (fig. 18 p. 31) et une atteinte du *potentiel évoqué visuel* (fig. 34 p. 46) ;

– une maladie de Stargardt ou dégénérescence maculaire héréditaire qui peut, d'ailleurs, débuter plus tôt dans l'enfance par un *scotome** central, et une atteinte centrale à l'examen électrophysiologique (figs. 60 et 61).
(Voir chapitre Principales causes de cécité p. 158)

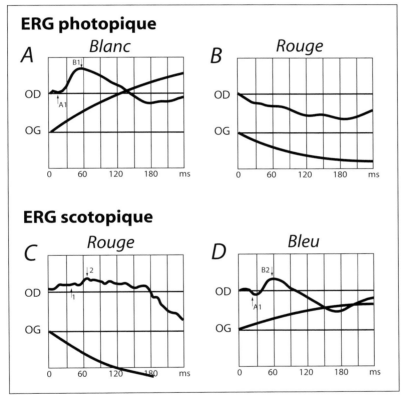

Fig. 60 – L'électrorétinogramme binoculaire montre qu'en ambiance photo-pique, la réponse A aux stimuli blancs est présente, quoique faible, alors que la réponse des cônes au rouge B est plate. En ambiance scotopique, la réponse au stimulus rouge C est éteinte, et celle des bâtonnets au bleu D est faible mais présente. Cela évoque, chez cet enfant, une dystrophie des cônes ou une dégé-nérescence centrale génétique.

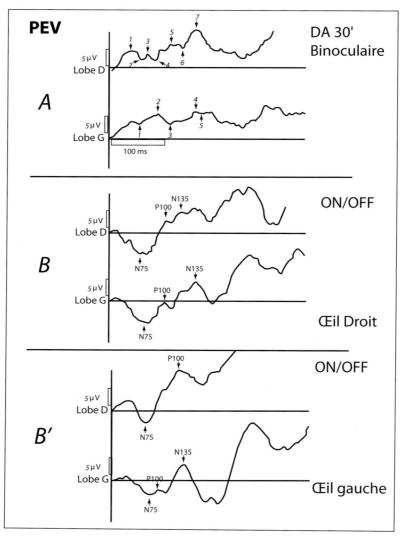

Fig. 61 – Le potentiel évoqué visuel de ce petit enfant, que ce soit en binoculaire (A) ou monoculaire (B et B'), montre des réponses très perturbées en morphologie et en latence aux damiers de 30 minutes d'arc et un PEV présent, mais de latences peu reproductibles aux damiers en stimulation on/off.
Ceci confirme la perméabilité des voies visuelles, mais avec atteinte du faisceau maculaire, et correspond au diagnostic de dystrophie des cônes évoqué sur l'ERG précédent. La vision centrale est basse (2/10).

Trouble du champ visuel associé ou pas à une baisse d'acuité

Outre une atteinte neurologique, cela peut être le signe de :
– dégénérescence pigmentaire héréditaire débutante avec trouble dans le champ visuel périphérique et atteinte de l'*électrorétinogramme** (figs. 52, 53 et 54 pp. 105 et 106) ;
– glaucome juvénile (p. 154) ;
– poussée inflammatoire de toxoplasmose congénitale passée inaperçue, nécessitant un traitement prolongé lourd de tri ou quadrithérapie (voir Principales causes de cécité, p. 159).

Chez un enfant ou un adolescent :

En pratique courante, il est fortement recommandé, au médecin ou au pédiatre, de faire faire trois contrôles ophtalmologiques systématiques à 3/6 mois, 2/3 ans et à 6 ans avant l'entrée en CP, à tout enfant même s'il donne l'impression de bien voir ; le carnet de santé les prévoit, ainsi qu'à l'entrée au collège. Le médecin doit aussi inciter ses patients adolescents à faire vérifier leur vision par un spécialiste au moins tous les deux ans.

Si l'ophtalmologiste prescrit des lentilles dès la petite enfance, le médecin peut aider les parents à gérer les difficultés de port et d'hygiène engendrées et les encourager à persister.

En cas de maladie inflammatoire chronique nécessitant des traitements corticoïdes prolongés, une collaboration avec l'ophtalmologiste est indispensable.

Par ailleurs, toutes les maladies congénitales ou héréditaires citées dans ce chapitre, bien qu'assez rares, doivent être diagnostiquées le plus tôt possible. Le diagnostic est facilité, le plus souvent, par l'interrogatoire qui révèle l'hérédité ou les antécédents familiaux et qui conduit à demander un bilan au spécialiste, des examens d'*électrophysiologie** et une étude génétique familiale.

Certaines peuvent ainsi bénéficier d'un traitement médical ou chirurgical d'autant plus efficace qu'il est précoce, et d'une prise en charge spécialisée nécessaire au développement de l'enfant.

CÉCITÉ CONGÉNITALE OU HÉRÉDITAIRE DE L'ENFANT ET DE L'ADOLESCENT

Sont traitées dans ce chapitre d'une part les principales et multiples causes de cécité ou malvoyance congénitale ou/et héréditaire de l'enfant et de l'adolescent, d'autre part la prise en charge, dès la naissance et jusqu'à l'âge adulte de ces enfants mal ou non voyants, par un service spécialisé.

Principales causes de cécité ou de malvoyance

Elles sont multiples : certaines peuvent être suspectées par les antécédents familiaux et doivent être systématiquement recherchées dès la naissance, mais d'autres peuvent passer inaperçues pendant un certain temps.

Les malformations congénitales et héréditaires les plus courantes sont :

■ Le glaucome congénital

C'est une maladie hypertensive oculaire redoutable. Elle peut être liée à une dysgénésie par anomalie de développement embryonnaire de l'angle irido-cornéen (fig. 24 p. 37) – c'est le glaucome congénital primitif infantile ou juvénile suivant son âge d'apparition, ou à une anomalie de développement associée à d'autres malformations oculaires ou somatiques.

Glaucome congénital primitif infantile

Il est décelable au premier examen (voir chapitre Nourrisson). Les signes remarqués par les parents sont une irritation oculaire avec larmoiement clair, sans infection notable, photophobie importante, blépharospasme et parfois cornée « bizarre ».
À l'examen, la *buphtalmie** est plus ou moins importante, l'œil paraît plus grand ou gros, la cornée a un diamètre effectivement large (fig. 59 p. 141) – mégalo-cornée – et paraît grise ou moins claire ; elle peut même être bleutée, très exophtalmique et cacher la *mydriase** pupillaire (fig. 7 p. 23). Ces signes, même réduits à un grand diamètre cornéen, doivent faire craindre un glaucome et envoyer en urgence en milieu spécialisé où l'examen sera fait sous anesthésie générale.
C'est une affection congénitale rare mais grave, bilatérale dans 80 % des cas, héréditaire et conduisant, sans le seul traitement chirurgical précoce, à la cécité.

Glaucome congénital juvénile

Grave car insidieux et de diagnostic plus tardif, il est souvent reconnu lors d'un examen systématique pour fatigue visuelle ou motivé par des antécédents familiaux. L'ophtalmologiste consulté découvre une papille très excavée, un champ visuel modifié et souvent une tension oculaire élevée. Le traitement par collyres hypotenseurs et chirurgie, parfois répétitive de différentes techniques, demande un suivi très régulier. Le pronostic visuel est grave.
Le dépistage génétique, dans les deux cas, est impératif dans les familles à risques et à consanguinité.

Glaucomes par anomalies associées à d'autres malformations

Ils se présentent diversement selon les malformations, telles que l'*aniridie**, ou le syndrome de Marfan par exemple, dans lequel il est accompagné de gigantisme longiligne, de malformations cardiaques et oculaires, dont une ectopie cristallinienne. Ils peuvent être secondaires à de multiples causes congénitales : rubéole, inflammations, traumatismes, tumeurs.

L'important est que généralistes et pédiatres soient attentifs au dépistage très précoce qui seul peut minimiser l'évolution et les séquelles.

■ Cataracte congénitale

Deuxième malformation que le pédiatre ou le médecin doit guetter le plus précocement possible par un examen des pupilles du nouveau-né et du nourrisson (fig. 8 p. 24). La vision de l'enfant dépend de la précocité du traitement. La cataracte peut revêtir plusieurs formes.

Elle peut être totale avec pupille blanche, regard plafonnant et souvent *strabisme** et *nystagmus**, ou nucléaire, c'est-à-dire cristallinienne centrale, moins obturante, ou partielle, isolée, difficile à détecter car elle donne une acuité basse mais suffisante au développement du bébé.

C'est une opacité du cristallin qui s'accompagne de troubles visuels plus ou moins importants selon le type d'opacification. Elle peut être uni ou bilatérale. Le traitement est toujours chirurgical, par implantation d'un cristallin artificiel et d'autant plus efficace qu'il est pratiqué très tôt, dans la même séance pour les deux yeux. Car le cristallin cataracté empêche la vision de se développer et entraîne une *amblyopie** bilatérale ou unilatérale. Les progrès de la chirurgie, par implantation cristallinienne, ont transformé les résultats visuels, par rapport aux énormes verres convergents et leurs aberrations gênantes, ou au port de lentilles chez des petits enfants. La récupération visuelle, obtenue par rééducation de l'*amblyopie** unilatérale, a incité à opérer précocement, même dans ce cas. Cela peut se discuter néanmoins au cas par cas, les cataractes pouvant être complètes, bilatérales, associées à d'autres malformations et réduire la vision du bébé à une perception lumineuse, avec *nystagmus**. Quoi qu'il en soit, l'intervention la plus précoce possible a pour but de faciliter au moins le développement psychomoteur de l'enfant, même s'il n'acquiert qu'une acuité autour de 2 à 4/10. Beaucoup, opérés tôt, bénéficient d'une meilleure acuité, à surveiller néanmoins en raison de risques de complications futures.

Les causes de cataracte congénitale sont nombreuses :

Cause virale maternelle, le cristallin se formant dans le premier mois de la grossesse : rubéole, rougeole, grippe, hépatites, etc. D'où l'obligation des contrôles d'anticorps spécifiques en début de grossesse et de vaccination des enfants en bas âge.

Cause héréditaire autosomale dominante, ou métabolique par galactosémie : devenue rare car reconnue à la naissance et traitée.

L'association est possible à d'autres malformations oculaires qui interviendront spécifiquement dans la décision opératoire.

■ *Ectopies cristalliniennes* *

Ce sont des malformations du cristallin avec malposition devant la pupille. Elles sont le plus souvent associées au syndrome de Marfan ou à celui de Marchesani qui est, contrairement au Marfan, un nanisme associé à d'autres anomalies.

■ Myopie forte, maladie congénitale

(Voir chapitres Anomalies visuelles réfractives p. 176)

Elle existe dès la naissance, par opposition à la myopie dite « scolaire ». C'est une maladie avec dégénérescence chorio-rétinienne myopique qui évolue toute la vie et peut entraîner une cécité centrale et même périphérique, avec possibilité de décollement de rétine. Les yeux sont assez globuleux dès la naissance et il y a souvent des antécédents familiaux permettant de suspecter le diagnostic. L'important est de faire traiter au plus tôt afin d'éviter l'*amblyopie** uni ou bilatérale, associée à un strabisme convergent ou divergent. Mais parfois l'évolution continue vers la gravité malgré ces précautions et traitements précoces.

■ Hypermétropie forte congénitale

Elle est souvent associée à un *strabisme convergent** accommodatif hypermétropique (figs. 2 et 44, pp. 18 et 74) et à un *nystagmus**. La réfraction peut être élevée en puissance hypermétropique – 8 dioptries – et associée à un astigmatisme parfois fort. Mais la rétine est d'apparence souvent correcte, contrairement à la myopie forte congénitale.

L'enfant voit très mal de près, mais aussi mal de loin.

■ Astigmatisme

Il est toujours congénital chez l'enfant, sauf en cas de traumatisme cornéen ou cristallinien.

Il est souvent associé à la myopie ou à l'hypermétropie. Il est héréditaire et peut évoluer ou diminuer dans la petite enfance, en fonction de l'excès d'accommodation à cet âge.

Le *kératocône** est un astigmatisme héréditaire, déformant, qui évoluait auparavant à l'adolescence inéluctablement vers la malvoyance (voir pp. 148 et 178). Il a fait longtemps l'objet de traitements par lentilles difficiles à adapter et à supporter, l'ultime recours était la greffe de cornée et ses conséquences difficiles à gérer. Actuellement, les différents *traitements du kératocône** associés au *cross-linking** font l'objet de protocoles stéréotypés, offrant précocement au patient des possibilités intéressantes de stabilisation longue.

■ Hérédodégénérescences chorio-rétiniennes

Les plus courantes sont l'amaurose de Leber, la rétinopathie pigmentaire, la maladie de Stargardt et l'albinisme.

Amaurose congénitale de Leber

Ne pas la confondre avec l'atrophie optique de Leber qui, elle, survient chez un homme jeune. Il s'agit d'une cécité complète chez un bébé qui naît pratiquement aveugle. Il « plafonne », ne regarde pas sa mère, a un *nystagmus** important et une diminution ou abolition des réflexes pupillaires (voir Examen du nourrisson, p. 140 et fig. 8 p. 24). La notion d'hérédité familiale connue, récessive ou dominante, doit rendre vigilant. Seul l'*électrorétinogramme** (fig. 33 p. 45) permet une certitude diagnostique en montrant un tracé complètement éteint à toutes les stimulations. Une thérapie génique à l'essai est actuellement en phase encourageante.

Rétinopathie pigmentaire

Elle est généralement d'apparition plus tardive, se révèle souvent par une *héméralopie** à l'âge scolaire, associée à une atteinte progressive du champ visuel bilatéral. Elle aboutit à une quasi-cécité périphérique à l'âge adulte, avec une vision maculaire conservée, mais vision comme à travers un tube, disparaissant la dernière. L'*électrorétinogramme** est plus ou moins éteint essentiellement aux stimulations des bâtonnets et le champ visuel est tubulaire (fig. 52-54 pp. 105-107).

Le caractère héréditaire est le plus souvent récessif et associé à une consanguinité des parents, souvent méditerranéens. Il existe des formes atypiques pauci-pigmentaire, ou ponctuée albescente, d'autres où l'atteinte centrale peut être précoce, avec acuité visuelle altérée

Maladie de Stargardt

C'est une dégénérescence centrale héréditaire récessive à prédominance dès l'enfance. L'*électrorétinogramme** et l'*électro-oculogramme** sont, par contre, normaux au début. L'évolution en est lente, aboutissant à la cécité tardivement chez l'adulte.

Albinisme

C'est un syndrome héréditaire se manifestant par une absence de pigmentation générale qui atteint, entre autre, la rétine dans son ensemble, qui est dépourvue d'épithélium pigmentaire (fig. 32 p. 44), et l'iris qui est transparent, entraînant une photophobie invalidante par absence de protection pigmentaire. Ces enfants sont des grands malvoyants dès la naissance, complètement dépigmentés, aux cheveux très clairs presque blancs. Leur vision est très basse associée à un *nystagmus** de malvoyance qui les gêne beaucoup.

■ Malformations cornéennes

Parmi elles, la sclérocornée qui est une opacification congénitale de la cornée, et les dystrophies congénitales qui développent des opacités plus ou moins variables disséminées sur la cornée.

■ Atteintes congénitales ou héréditaires du nerf optique :

– Aplasies ou colobomes, qui sont des anomalies du nerf optique ;
– Atrophie optique de Leber, traitée aux chapitres adolescent et neuro-ophtalmologie ;
– Atrophie optique autosomique dominante qui débute dès l'enfance et peut se révéler chez le nourrisson par un *nystagmus** et un comportement d'aveugle.

■ Atteinte spéciale du prématuré

La **fibroplasie rétrolentale** est une complication à redouter chez les prématurés faisant un long séjour en couveuse, et qui implique une surveillance ophtalmologique systématique et fréquente, à la recherche d'hémorragies et de néo-vascularisation périphériques débutantes. Des normes ont été établies dans la régulation de l'oxygénation permettant de raréfier l'apparition de ces complications. Il n'en reste pas moins qu'elle peut être grave.

■ Conséquences de maladies infectieuses ou inflammatoires

Cataracte de la rubéole maternelle

Elle a déjà été citée, provoquant une microphtalmie et une rétino-pathie congénitale qui peuvent entraîner une acuité basse, une amblyopie bilatérale ne répondant à aucun traitement (voir chapitres Nourrisson et Reflet pupillaire trouble pp. 72 et 142).

Toxoplasmose

Elle est due au parasite *toxoplasma gondii*. Elle est contractée par la mère en début de grossesse. Elle peut ne transmettre à l'enfant, indépendamment des atteintes neurologiques, qu'une atteinte oculaire chorio-rétinienne qui peut s'avérer grave par sa localisation maculaire fréquente, uni ou bilatérale. Il en résulte une *amblyopie** organique avec cécité centrale définitive et ne relevant d'aucun traitement. À la naissance, l'ophtalmologiste découvre des cicatrices pigmentées, mais qui peuvent se réveiller par poussées au cours de l'adolescence (voir Examen du bébé à la clinique pp. 139 et 140). Elles peuvent passer inaperçues très longtemps si elles ne sont pas centrales, jusqu'à une poussée inflammatoire pouvant créer une gêne visuelle plus ou moins importante. Une surveillance ophtalmologique s'avère utile. En cas de poussée, un traitement stéréotypé peut être mis en place avec associations bien définies dans le temps et dans leurs posologies, de pyriméthamine, sulfamides, corticoïdes et Spiramycine® ; ceci reste discutable suivant la localisation des lésions en poussée.

La seule façon d'éviter des complications graves est la recherche sérologique d'une infestation préliminaire à la grossesse, et en cas de négativité la surveillance dans les trois premiers mois afin de traiter éventuellement pendant la gestation et après si nécessaire.

Certains rhumatismes de l'enfance

Notamment la maladie de Chauffard Still qui s'accompagne d'iridocyclite, voire d'uvéite, suivies de cataracte difficile à opérer dans un contexte inflammatoire, malgré les progrès actuels.

■ Tumeurs oculaires

La principale est le rétinoblastome (chapitres pupille blanche et petit enfant pp. 71 et 146), peu fréquent, mais héréditaire. Le pronostic, non seulement visuel mais vital, malgré les thérapeutiques actuelles, est grave. Une surveillance ophtalmologique et oncologique est indispensable pendant toute l'enfance.

■ Cécités d'origine neuro-ophtalmologique

Ce sont les atrophies optiques primitives familiales, inflammatoires, par tumeurs, ou post-stase par hypertension intracrânienne.

■ Cécités traumatiques

Elles sont le plus souvent unilatérales avec des lésions variables, mais qui peuvent être graves dues à des jeux pointus, une boule de neige dure, une balle de squash ou tennis, etc.

Prise en charge du bébé et de l'enfant malvoyant

Elle se fait dans des services spécialisés appelés SAFEP pour le bébé et SAAAIS pour l'enfant : Service d'accompagnement familial et d'éducation précoce et Service d'aide à l'acquisition de l'autonomie et à l'intégration scolaire. Ces deux structures sont souvent groupées en une seule et dirigées administrativement par un directeur, et médicalement par un ophtalmologiste ; elles comprennent de plus une équipe pluridisciplinaire de psychologue, psychomotricien, orthoptiste spécialisé dans la malvision, AVJiste (activité de la vie journalière), instructeur de locomotion, enseignant spécialisé…

CÉCITÉ CONGÉNITALE OU HÉRÉDITAIRE

Il existe actuellement, en France, un service d'intégration dans beaucoup de départements, mais pas encore dans tous. Ils sont gérés par des associations dont les deux principales sont : les Pupilles de l'enseignement public – PEP – et l'Association pour adulte et jeune handicapé – APAJH –. Une des difficultés de fonctionnement est en relation avec la situation de la structure par rapport au domicile et à l'école de l'enfant. Dans certaines structures, les éducateurs se déplacent vers l'enfant ou l'enfant est amené dans le service par un taxi gratuit pour la famille. Les adresses des SAFEP/SAAAIS peuvent être transmises par l'ONISEP jeunes déficients visuels ou les services de sécurité sociale du département. Mais tous les enfants ne sont pas répertoriés actuellement. Les médecins peuvent aider les familles à contacter ces services.

Prise en charge du bébé :

Un examen spécialisé apprécie, sinon l'acuité visuelle, du moins la capacité à voir du bébé ou de l'enfant, en tentant de définir ce qu'il est capable de « percevoir » et sa possibilité de préhension ou d'utilisation d'un objet qu'il ne voit pas. Les différents membres de l'équipe comparent ses perceptions visuelles avec les autres sens : toucher, ouïe, odorat, goût, équilibre, comportement dans l'espace, etc.

De même chez l'enfant, l'ophtalmologiste et les éducateurs établissent un bilan global des possibilités visuelles et du comportement de l'enfant dans la plupart des situations de la vie.

À l'issue de ce bilan, complété par un bilan général, psychologique et familial, l'équipe pluridisciplinaire met en place un projet de rééducations de l'enfant pris dans sa globalité, comprenant une stimulation des différents points analysés et des aides dans sa scolarité, en présence des parents parfois, une aide psychologique à la famille, un suivi d'aide à l'intégration du bébé dans une crèche ou chez la nourrice et de l'enfant plus tard à l'école, si son handicap permet son intégration et si l'école est partie prenante.

Toutes ces causes de cécité ou malvoyance doivent être connues de façon à adresser le plus tôt possible les enfants atteints en service ophtalmologique. En effet, certaines actuellement peuvent bénéficier de traitements médicaux ou chirurgicaux qui, s'ils ne rendent pas une vision normale, permettent une acuité visuelle, un développement, et une intégration meilleurs.

Médecins de famille, pédiatres et ophtalmologistes doivent adresser ensuite ces enfants, dès le diagnostic porté de mal-voyance, dans un service d'aide à l'intégration, et rester en rapport avec ce service qui prend en charge les enfants de la naissance à l'âge adulte.

Leur but est de donner à tout malvoyant ou aveugle la capacité de s'intégrer dans notre société de voyants.

Cependant plus l'enfant est pris en charge tôt, plus son intégration sera réussie.

MALVOYANT ET AVEUGLE

On appelle « malvoyant/e » la personne, quel que soit son âge, dont la déficience visuelle bilatérale et non améliorable est suffisamment importante pour la gêner dans la vie de tous les jours, de loin ou/et de près, tant sur le plan relationnel que professionnel. Une acuité visuelle en deçà de 5/10 en binoculaire, non améliorable quelle que soit la correction, est une acuité de malvoyance. Il existe tous les degrés d'acuité visuelle : entre 4 à 5/10 et « compte les doigt s» à x cm, ou « voit bouger la main », ou même une vision nulle « le noir complet » très rare, chez l'aveugle (voir Examen par non spécialiste pp. 16 et 17).

On parle de :   Amblyope entre 4 et 1/10 ;

                      Amblyope profond entre 1/10 et 1/20 ;

                      Aveugle à moins de 1/20.

La classification OMS distingue cinq catégories :

Catégorie 5 : cécité totale.

Catégorie 4 : cécité avec perception lumineuse des masses, des volumes, des objets ou des formes correspondant à 1/50 maximum.

Catégorie 3 : cécité partielle, acuité comprise entre 1/50 et 1/20 avec possibilité de lire des très grands titres typographiques.

Catégorie 2 : déficience visuelle profonde, acuité comprise entre 1/20 et 1/10.

Catégorie 1 : lecture possible de gros caractères ; police supérieure à 20.

La déficience s'apprécie après la meilleure correction possible, par mesure d'acuité de loin à l'échelle de Monoyer (fig. 3 p. 19), ou équivalent, à 5 m et de près à l'échelle de Parinaud (fig. 6 p. 22), ou équivalent, lue à 40 cm.

D'autres déficiences entrent en compte :

– Déficits variables du champ visuel binoculaire à la coupole de Goldman (fig. 56 p. 109) : tous appréciés par des taux connus en fonction de ces déficits (voir fig. 17 p. 30).

– Déficits de l'oculomotricité extrinsèque (fig. 16 p. 29), de l'atteinte intrinsèque (figs. 7 et 8 pp. 23 et 24), de la fusion (figs. 45 et 62 pp. 76 et 164), séquelles de paralysies.

– Paralysies de fonction, agnosie visuelle, syndrome de Balint.

– *Aphakies** non compensées.

L'examen ophtalmologique est complété par un examen général clinique. Le taux d'incapacité est apprécié en fonction des abaques officiels.

Les causes de déficiences peuvent être multiples :

– Maladies héréditaires ou congénitales (voir chapitre Cécité congénitale) ;

– Rétinopathies diabétiques ou inflammatoires traitées trop tard ou très évolutives (chapitre rétinopathie diabétique, p. 125) ;

– Trachome et maladies tropicales des pays en voie de développement ;

– Glaucome traité tardivement et cataracte non opérée ou compliquée (voir chapitre Personne âgée p. 131).

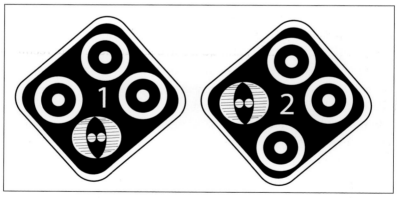

Fig. 62 – Test de Wirt ou test stéréoscopique

Cette figure est un exemple d'une série de tests de stéréoscopie ou tests de *fusion** des images vues par chacun des deux yeux. Le test se fait avec l'aide de lunettes stéréoscopiques.

Lorsque la *fusion** des deux images est normale, le sujet voit dans le cercle flouté de chaque test un seul point blanc en avant, donc en relief par rapport aux trois autres.

– *Dégénérescence maculaire liée à l'âge DMLA** (voir chapitres Baisse d'acuité visuelle et Personne âgée pp. 98 et 131).

Le médecin ne sait pas toujours que l'état de malvoyance – une fois traité, consolidé et reconnu – est aidé, en France, par divers services spécialisés de rééducation et d'intégration du malvoyant – bébé, enfant, adolescent et adulte – dans beaucoup de départements, et dont la prise en charge est assurée par la sécurité sociale et les associations. Les services hospitaliers doivent fournir ces adresses.

Rééducation spécifique basée sur un protocole d'évaluation des potentiels sensoriels et cognitifs présents et pris en considération dans leur globalité par une équipe pluridisciplinaire (voir Prise en charge du bébé malvoyant p. 160).

Certains services proposent des internats pendant le temps de la rééducation ou des conduites en taxi du domicile du patient au service de rééducation pour chaque séance.

Pour malvoyants et aveugles, il existe également des associations de chiens guides qui fournissent gratuitement le chien dressé et assurent la formation du patient et l'adaptation mutuelle entre le chien et son futur maître.

Mais bien souvent le patient, surtout âgé, est désabusé et n'adhère pas à ces projets.

C'est au généraliste, son médecin de famille, en même temps qu'à l'ophtalmologiste, de convaincre le malvoyant, de le motiver, ainsi que sa famille, afin qu'il suive assidûment cette rééducation longue et difficile, qui ne peut que l'aider à s'intégrer ou à rester dans le monde voyant qui est le nôtre.

Le médecin peut aider l'ophtalmologiste dans cette démarche de proposition d'aides et de rééducation fonctionnelle, y compris dans la difficulté de persuader le patient malvoyant récent de ne plus conduire.

Un contact permanent entre le médecin de famille et l'ophtalmologiste est nécessaire et indispensable, tant pour aider aux décisions que pour réconforter le patient et la famille, le plus souvent en détresse.

NEURO-
OPHTALMOLOGIE

Ce terme regroupe l'étude de pathologies à la fois neurologiques et ophtalmologiques. Certaines sont traitées, par symptôme, dans les différents chapitres précédents : baisse d'acuité visuelle, *diplopie*, *strabismes*, paralysies, *anisocorie*, troubles du *champ visuel*.

Cependant, j'ai pensé qu'il était important de traiter à part certaines maladies telles que la kératite neuroparalytique – affection rare mais grave – et les atteintes du nerf optique.

Kératite neurotrophique
ou kératite neuroparalytique

C'est une lésion cornéenne provoquée par un déficit de l'innervation de la cornée, responsable de troubles trophiques avec altération du renouvellement de l'épithélium cornéen (fig. 25 p. 38).

Elle est caractérisée par une ulcération non douloureuse chronique avec hypoesthésie ou anesthésie cornéenne, qui est présente dès le début et donne quasiment le diagnostic.

La conjonctive est terne, jaunâtre, cireuse, et le film lacrymal remplacé par une sécrétion filamenteuse. La recherche de sécheresse oculaire peut se faire au buvard de Schirmer (fig. 29 p. 41).

L'interrogatoire recherche des petites causes qui créent parfois de grands effets :

L'instillation de collyres bi ou triquotidiennement pour glaucome chronique – bêtabloquants ou trithérapie – est la plus fréquente. Un herpès cornéen traînant, une sécheresse oculaire connue au cours du *syndrome de Gougerot-Sjögren**, une intervention chirurgicale, ou une dystrophie cornéenne connue peuvent aussi être en cause.

L'observation du visage du patient peut révéler des anomalies évoquant une parésie ou paralysie faciale, ou des séquelles de traumatisme ou de brûlure – *lagophtalmie** (fig. 30 p. 42), trismus, absence de clignement.

Tout bête : un *ectropion** peut entraîner un trouble qualitatif du film des larmes avec ulcération inférieure, ou une kératite sèche par déficit quantitatif : l'ophtalmologiste pourra y remédier rapidement en intervenant sur la déhiscence palpébrale inférieure, en dehors de toute autre pathologie (fig. 42 p. 61).

Dans l'immédiat, éliminer, en urgence, les facteurs aggravants en posant ou prescrivant un pansement oculaire sur l'œil malade. Mais attention au conducteur devant repartir seul. Prescrire des larmes artificielles sans conservateur toutes les deux heures. Ajouter éventuellement un collyre antibiotique, associé à un gel protecteur de l'évaporation rapide des larmes.

Malgré la nécessité d'une prise en charge neuro-ophtalmologique, le pronostic purement local reste souvent mauvais.

Neuropathies optiques

Le nerf optique a une pathologie particulière, du fait de son trajet étroit dans le canal optique (fig. 12 p. 27), de sa vascularisation et de sa structure.

Les lésions dont il peut souffrir donnent des expressions cliniques diversifiées : elles peuvent être vasculaires, ischémiques, inflammatoires, oculaires ou orbitaires expansives, dues à une hypertonie intracrânienne ou à toute cause systémique toxique ou traumatique.

Quelle que soit la cause, le patient se plaint essentiellement de baisse d'acuité visuelle centrale unilatérale, plus rarement bilatérale, ou d'une atteinte du champ visuel central ou périphérique (chapitre baisse d'acuité, atteinte du champ visuel, pp. 98, 104 et figs. 56, 31 et 17 pp. 109, 43 et 30).

■ Névrites optiques

Ce sont des neuropathies inflammatoires ou neuropathies démyélinisantes dont le diagnostic est clinique.

Souvent au printemps, un sujet de moins de 45 ans, plutôt une femme, vient consulter pour baisse unilatérale de la vision depuis quelques heures ou quelques jours. Elle a, subitement, du mal à coudre, à lire et à conduire.

À l'interrogatoire, on cherche des signes ayant précédé la simple baisse visuelle : une gêne à la lumière avec éclairs – photopsies – et une douleur majorée par les mouvements oculaires. La patiente décrit une distorsion de la trajectoire de sa balle de tennis ou d'une voiture qu'elle croise difficilement. On dévoile ainsi une gêne fluctuante, s'accentuant parfois à l'effort, avec photophobie d'éblouissement.

On élimine rapidement un éventuel traumatisme récent oculaire ou cérébral.

À l'examen, l'acuité est diminuée ou très basse d'un côté : c'est une *amaurose**. Au niveau des pupilles, on découvre un *déficit afférent relatif** qui indique le côté atteint (figs. 8 et 10 pp. 24 et 25).

Le *champ visuel au doigt** et au carton d'Amsler (fig. 18 p. 31) montre une atteinte plutôt centrale ou diffuse.

Il faut demander, en urgence, un examen du fond d'œil à l'ophtalmologiste : c'est une névrite optique inflammatoire.

La cause, recherchée par le bilan biologique et neuro-ophtalmologique incluant IRM, *potentiel évoqué visuel** (fig. 34 p. 46), ponction lombaire, est en premier la **sclérose en plaques**. Il peut aussi s'agir de causes inflammatoires ou infectieuses. La sclérose en plaques n'est pas toujours diagnostiquée immédiatement. L'évolution peut être spontanée vers la régression en 2 à 3 semaines, seul le *potentiel évoqué visuel** peut rester perturbé plus longtemps. De toute façon, un traitement corticoïde intraveineux est généralement institué en milieu hospitalier et accélère la régression, mais des poussées nouvelles peuvent survenir, ainsi qu'une bilatéralisation ou tout autre déficit neurologique confirmant le diagnostic de sclérose en plaques.

La surveillance et la liaison médecin/ophtalmologiste est de règle.

■ Neuropathies ischémiques antérieures

Neuropathie optique ischémique antérieure aiguë

Il s'agit, plutôt, d'un patient de plus de 50 ans qui annonce une baisse d'acuité sévère, rapide et unilatérale. On recherche par l'interrogatoire une *amaurose** transitoire à l'effort, ou une *diplopie** fugace, associées à des douleurs modérées oculaires ou périoculaires dans les jours précédents.

Le *champ visuel au doigt** peut montrer une atteinte altitudinale inférieure, et surtout la palpation de l'artère temporale peut dévoiler une induration douloureuse. De plus une asthénie, un amaigrissement, éventuellement des arthralgies, doivent évoquer une ischémie antérieure aiguë par maladie de Horton dont VS et CRP, demandées en urgence, conforteront le diagnostic (voir pp. 99-101, 105, 111, 125-129). Il faut mettre immédiatement le patient sous traitement par corticoïdes : méthyl-prednisolone® intraveineuse 1 g par jour pendant 3 jours, puis *per os*, qui arrête l'évolution, permet la récupération visuelle et évite la bilatéralisation avec perte visuelle définitive. Cela doit être fait avant même de demander un complément de bilan : biopsie de l'artère temporale, examen ophtalmologique.

La cause des troubles de la vision est une atteinte artéritique de la tête du nerf optique secondaire à la vascularite.

Neuropathie optique ischémique antérieure non artéritique

C'est aussi une neuropathie aiguë résultant de l'atteinte de la partie antérieure du nerf optique, mais d'origine non inflammatoire, par ischémie résultant d'un trouble au niveau des capillaires qui irriguent la tête du nerf optique.

C'est même la plus fréquente des neuropathies optiques ischémiques antérieures.

Il s'agit également d'un patient de plus de 50 ans qui se plaint d'une baisse d'acuité unilatérale, brutale, mais non douloureuse (voir chapitre Baisse d'acuité, pp. 98-100). L'acuité peut être très basse, mais le plus souvent supérieure ou égale à 1/10. Le *champ visuel au doigt** montre aussi un déficit altitudinal inférieur ou diffus, le *déficit afférent relatif** peut être également présent ; la mydriase paradoxale d'un côté donne le diagnostic de neuropathie optique de ce côté (figs. 8, 9 et 10 pp. 24 et 25).

Adresser en urgence en ophtalmologie où l'examen du fond d'œil précise l'œdème papillaire entouré d'hémorragies en flammèches et vérifie l'autre papille souvent à risque.

La surveillance est de règle, la prise en charge doit rechercher des facteurs de risque initiaux classiques : diabète, hypertension artérielle, hypercholestérolémie.

Outre la maladie de Horton – dont il faut toujours avoir le diagnostic à l'esprit en raison de son évolution rapidement défavorable sans traitement d'urgence – et l'atteinte artéritique, de multiples autres causes peuvent être responsables d'une neuropathie optique : thrombose carotidienne, sclérose en plaques, et même hypertension intracrânienne, ou atteintes des voies optiques (fig. 17 p. 30).

Il n'y a pas de consensus net sur le traitement : corticoïdes, vasodilatateurs, décompression du nerf optique, et surtout prise en compte des facteurs de risques vasculaires. Le pronostic est variable, en fonction de l'âge et du temps. En cas d'atteinte bilatérale importante, la vision reste basse et une rééducation de malvoyance peut être indiquée (voir chapitre Malvoyant p. 163).

■ Neuropathies optiques compressives

Devant une baisse d'acuité visuelle progressive, accompagnée parfois de céphalées, de douleur ou de rougeur et œdème palpébral, et d'un *déficit pupillaire afférent relatif** (figs. 8 et 10 pp. 24 et 25), il faut rechercher par l'interrogatoire une néoplasie antérieure qui aurait pu métastaser.

L'examen recherche la présence de troubles oculomoteurs, de *ptôsis**, d'une *exophtalmie**, d'une atteinte d'un ou plusieurs nerfs crâniens ou des voies optiques.

Le bilan neuro-ophtalmologique avec imagerie indique le siège et le diagnostic de la compression.

■ Neuropathies optiques bilatérales

L'hypertension intracrânienne est la cause dominante.

L'interrogatoire d'un patient qui consulte pour céphalées violentes met en évidence l'absence de migraine connue, la présence d'éclipses visuelles, d'acouphènes, éventuellement d'une *diplopie**, à retentissement visuel longtemps mineur, retardant le diagnostic. Autant de petits signes neurologiques qui poussent à faire vérifier le fond d'œil, dont l'examen peut découvrir la stase papillaire et dicte le bilan à faire en neuro-ophtalmologie : le champ visuel montre un élargissement de la tache aveugle (fig. 56 p. 109), l'IRM cérébrale, l'angio-IRM, la ponction lombaire et le bilan biologique le complètent.

Les causes en sont multiples, très diverses : tumeur, thrombose veineuse, hémorragie sous-arachnoïdienne, fistule durale, méningite… et aussi : hypertension intracrânienne idiopathique de l'obèse, diagnostic d'élimination, qui évolue par poussées et nécessite une surveillance, un traitement par acétazolamide et parfois des ponctions lombaires déplétives répétées.

■ Neuropathie toxique

Elle se traduit par une baisse d'acuité visuelle sévère avec signes généraux et altération de la conscience dans un contexte d'intoxication alcool et tabac associés ou de produit toxique illicite 12 à 20 heures avant.

■ Neuropathie optique héréditaire de Leber

C'est la plus courante des atteintes optiques héréditaires, elle est assez rare mais grave.

C'est un jeune homme qui arrive inquiet parce qu'il ne voit plus depuis peu, ne souffre de rien, n'a aucun autre signe neurologique, mais signale, éventuellement, qu'un membre de sa famille est aveugle.

L'atteinte aiguë peut être unilatérale au début mais se bilatéralise rapidement.

L'examen révèle une acuité basse, voire une *amaurose** complète, une anomalie de la *vision des couleurs** sur l'axe rouge/vert, et un scotome central au test d'Amsler (fig. 18 p. 31).

L'évolution se fait, après six mois, vers une phase chronique de dégénérescence des fibres ganglionnaires avec atrophie optique et amaurose bilatérale ; le *potentiel évoqué visuel** est éteint alors que l'électrorétinogramme reste normal (figs 33 et 34, pp. 45 et 46).

Orienter rapidement le patient, après avoir eu la certitude du diagnostic, vers un service de prise en charge de malvoyant (voir chapitres Adolescent, Principales causes de cécité et Malvoyant pp. 148, 157, 163).

Céphalées et migraines

Lorsqu'un patient se plaint de maux de tête, la vigilance est d'autant plus de règle qu'il dit n'avoir jamais mal à la tête d'habitude.

« Docteur, j'ai mal à la tête ». C'est presque un leitmotiv en consultation ! Il ne faut pourtant pas négliger cette plainte avant d'être convaincu du diagnostic de migraine ophtalmique ou de céphalée de tension.

Depuis quand ? Avez-vous eu un traumatisme récemment ? Avez-vous souvent mal la tête ? Y a-t-il des migraineux dans votre famille ? Comment se manifeste la douleur ? Sans influencer, il faut essayer de savoir si elle est en casque, périorbitaire, en coup de tonnerre, latérale et alternante d'un côté à l'autre, si le visage est rouge et chaud en même temps – algie possible vasculaire de la face –. Considérer aussi l'âge du patient : jeune et hypermétrope, songer à un trouble accommodatif (fig. 44 p. 74). Douleur dentaire ou sinusienne, algie locorégionale sont à explorer éventuellement.

Y a-t-il des signes neurologiques associés que l'interrogatoire, l'observation et l'examen mettent en évidence : *diplopie**, baisse d'acuité, *ptôsis**, *anisocorie** (figs. 8, 9 et 10 pp. 24-25) vomissements, nausées, acouphènes… ? La douleur a-t-elle été précédée d'*amaurose** transitoire unilatérale ?

Autant de signes qui peuvent être associés à une céphalée subite et faire demander un bilan ophtalmologique ou neuro-ophtalmologique parfois urgent.

On peut évoquer la maladie de Horton (pp. 99-101, 105, 111, 125-129) devant un amaigrissement, une asthénie et une baisse visuelle, ou un glaucome si un œil est douloureux, tendu, rouge, avec une *mydriase** (fig. 7 p. 23) chez une personne âgée.

Par contre, une céphalée fréquente : alternante droite/gauche, durant quelques heures à 2 ou 3 jours, exacerbée au moment des règles chez la femme, précédée d'aura scintillante – scotome scintillant central, allant vers la périphérie, durant une demi-heure environ – le plus souvent suivie de douleur pulsatile homolatérale à l'aura, ou survenant dans le froid ou la grande chaleur ou lors d'un effort ou accompagnée de trouble du champ visuel peu spécifique et court, ou de troubles digestifs, dans une famille où la migraine est connue, ne présente pas de caractère d'inquiétude et ne doit pas mener systématiquement à demander un bilan neurologique.

Tout est dans le contexte, les réponses du patient à l'interrogatoire, l'inspection et l'examen (chapitre Adolescent p. 147).

Le problème du diagnostic est celui de la première manifestation, la migraine est alors un diagnostic d'élimination.

Le traitement de la migraine est un traitement de fond associé à un traitement de la crise par « triptans » et antalgiques, éventuellement institué en service neurologique.

Hors traumatisme, une baisse d'acuité visuelle, l'examen des pupilles, l'âge du patient, les données de l'interrogatoire et l'examen du *champ visuel au doigt** permettent, à eux seuls, d'évoquer un diagnostic d'atteinte optique quelles qu'en soient la cause et la localisation, et impliquent une prise en charge spécialisée, en urgence. La douleur associée est toujours signe de gravité.

ANOMALIES VISUELLES OPTIQUES ET LEURS CORRECTIONS

Ce chapitre traite des anomalies visuelles optiques ou *amétropies**. L'amétropie est dite « axile » quand seul le système dioptrique est en jeu (figs. 1 et 2 pp. 16 et 17). Elle est dite « d'indice ou de courbure » s'il s'agit d'un changement d'état du cristallin ou de la cornée.

Certaines anomalies congénitales génèrent des complications.

Description

Ce sont principalement les myopies, hypermétropies, et astigmatismes. Une quatrième anomalie visuelle est la presbytie.

Leurs corrections se font à l'aide de verres, de lentilles ou de chirurgie réfractive.

■ Myopies

On en distingue deux sortes bien différentes : la « myopie scolaire » et la myopie forte, qui est une maladie congénitale.

« Myopie scolaire »

Elle est souvent découverte à l'occasion d'un contrôle scolaire entre 7 et 15 ans. C'est une myopie axile (fig. 2 p. 17). On la dit bénigne, parce qu'elle n'atteint pas la *chorio-rétine** (fig. 32 p. 44), et pour la différencier de la myopie forte congénitale. Elle augmente avec l'âge et doit être surveillée toute la vie. La correction par verres ou lentilles concaves de cette myopie permet toujours d'atteindre les 10/10 normaux d'acuité en vision de loin. C'est l'apanage du port de lentilles et de la chirurgie réfractive (voir chapitres Enfant et Adolescent, Lentilles correctrices pp. 145, 147 et 178-179).

Myopie forte ou myopie maladie congénitale

(Chapitres Cécité congénitale, Nourrisson, Strabismes pp. 156, 140, 73-77)
C'est une maladie myopique à évolution incertaine, associée à des complications non seulement visuelles mais rétiniennes. Sa puissance, pouvant atteindre 30 dioptries, et l'état pathologique de la chorio-rétine sont responsables, dans certains cas, d'une impossibilité d'obtenir une vision normale.
Les lentilles ont amélioré les possibilités visuelles de ces patients-là : posées contre la cornée, elles agrandissent la taille des images sur la rétine, améliorent le champ visuel et ne génèrent pas les aberrations périphériques qu'on ne peut complètement éviter avec des verres très forts, malgré les progrès de l'optique. La chirurgie réfractive, bien souvent, ne peut être envisagée, en raison surtout de l'atteinte organique de la chorio-rétine associée, qui risque de compromettre le résultat.
La notion d'hérédité de ces deux anomalies dont le seul point semblable est la *réfraction** myopique, à des degrés divers, reste encore difficile à préciser.

Complications de la myopie

Ce sont principalement des complications de la myopie forte congénitale, bien qu'elles puissent se voir dans la myopie bénigne :
– Le décollement de rétine spontané et le glaucome chronique sont plus fréquents chez le myope que chez le sujet normal (voir chapitres Baisse d'acuité

visuelle, Impression de chute de suie et Glaucome pp. 101, 102, 106-110 et 135) Chez l'adulte myope de la cinquantaine, il faut donc faire surveiller fréquemment le fond d'œil par l'ophtalmologiste.

– La chorio-rétinite myopique est la grande complication de la myopie congénitale (chapitres Personne âgée, *Métamorphopsies** (pp. 136-138, 102, 156) – figs. 18 et 19 pp. 31 et 32 –, Principales causes de cécité).

– Un strabisme convergent ou divergent, dès la naissance, peut l'accompagner et faire suspecter une anomalie (chapitres spécial Enfants, *Strabismes** pp. 140, 145, 73-75).

Myopie d'indice

Une myopie due à des modifications pathologiques peut se rencontrer au cours du diabète ou d'une cataracte (voir chapitre Personne âgée pp. 131-133).

■ Hypermétropie

Elle est aussi congénitale.

Tout enfant à vision normale naît hypermétrope de 3 dioptries environ. Son œil est encore un peu petit (figs. 1 et 2 pp. 17 et 18). L'œil devient *emmétrope** entre 3 et 10 ans environ, voire myope à l'adolescence (voir chapitres Petit enfant et Adolescent).

Par contre une hypermétropie de 5 ou 6 dioptries à la naissance, avec ou sans strabisme, doit être traitée afin d'éviter l'*amblyopie** et afin de développer la *vision binoculaire** (figs. 45 et 62 pp. 76 et 164, chapitre Principales causes de cécité).

L'hypermétropie ne se révèle pas toujours aussi forte au début ; latente elle entraîne accommodation (fig. 44 p. 74) et convergence anormales (voir chapitre Strabisme convergent accommodatif, p. 73).

La correction de l'hypermétropie se fait par interposition de verres ou lentilles convergents, ou par chirurgie réfractive.

■ Astigmatisme

L'astigmatisme est dû à une anomalie de la sphère cornéenne dont la surface n'est plus parfaitement lisse (voir chapitre Enfant, Adolescent, Principales causes de cécité pp. 145-148, 156).

Il est le plus souvent congénital cornéen mais il peut être acquis, cornéen ou cristallinien, ou la conséquence d'un traumatisme, plus difficile à corriger.

Cette anomalie « floute » plus ou moins l'image, la déforme et oblige – si elle n'est pas très élevée – le patient à accommoder autant qu'il le peut (fig. 44 p. 74). Ceci entraîne une fatigue visuelle, parfois des céphalées à l'effort visuel nécessitant alors une correction et des séances d'orthoptie.

Cependant nous naissons tous avec un astigmatisme physiologique autour de 0,50 à 0,75 dioptrie qu'on ne corrige pas, au moins chez le jeune qui n'en souffre pas et qui est *emmétrope** par ailleurs (figs. 1 et 2 pp. 17 et 18).

Différent est l'astigmatisme cristallinien. En ce cas, l'ophtalmologiste peut découvrir une cataracte congénitale modérée, par exemple (voir chapitre Principales causes de cécité p. 155).

Les verres correcteurs, dits *toriques**, sont des cylindres dont l'axe doit correspondre au mieux à celui de l'astigmatisme du patient. L'astigmatisme est souvent associé à une des deux amétropies sus-citées. En ce cas le patient est porteur de corrections sphéro-cylindriques. L'adaptation à ces verres, s'ils sont puissants avec un astigmatisme oblique, peut être plus difficile.

Des lentilles peuvent être adaptées même en cas de fort astigmatisme, où l'adaptation est plus délicate et nécessite la détermination de la *topographie cornéenne**.

Une chirurgie réfractive est maintenant bien au point, sauf cas particuliers.

Il existe par ailleurs une grave anomalie cornéenne génératrice d'astigmatisme important irrégulier et évolutif : le *kératocône**, maladie génétique de l'adolescent (voir chapitres Adolescent et Cécité congénitale p. 148 et 157).

Les *traitements du kératocône** constituent un protocole complexe associant différentes techniques dont le *cross-linking**, permettant d'éloigner l'évolution fatale vers la cécité.

■ Presbytie

C'est la conséquence du vieillissement du cristallin qui perd petit à petit de sa souplesse et donc de sa puissance de convergence accommodative (fig. 44 p. 74). Le début de la gêne de près peut être variable, mais il reste inéluctable.

Ceci oblige le patient à porter ou à ajouter une correction convergente, en vision de près, de 0,50 dioptrie à partir de 40 ans environ, jusqu'à 3 dioptries à 60 ans et plus. Seuls les myopes à partir de 3 dioptries de puissance myopique sont avantagés de près à 60 ans, ils peuvent lire en soulevant leurs verres. Actuellement, la majorité des patients âgés de plus de 60 ans porte des verres progressifs, et de plus en plus des lentilles journalières progressives. Certains sont prêts à tenter une correction chirurgicale qu'ils espèrent définitive (voir chapitre Personne âgée p. 151).

Méthodes de corrections

Dès le XIIᵉ siècle, on a su corriger la presbytie si gênante pour les savants et moines, auteurs d'enluminures et de livres sacrés. Les bésicles de Petrus Comestor ne sont plus que des reliques.

Depuis 30 ans, verres correcteurs sur montures de luxe et lentilles de plus en plus fines, coqueluche des jeunes femmes, risquent d'être supplantés en ce XXIᵉ siècle par la chirurgie réfractive.

■ Les verres

Les verres actuels, qu'ils soient concaves, convexes, sphéro-cylindriques ou progressifs, doivent être bien centrés. Et les verres cylindriques ou/ et progressifs notamment ne doivent pas tourner dans la monture ; c'est pourquoi, les montures rondes sont à proscrire, de façon à ne pas engendrer d'*hétérophorie** pouvant provoquer des céphalées. Renvoyer alors à l'ophtalmologiste et à l'opticien.

■ Les lentilles

Actuellement des lentilles souples ou rigides permettent de corriger la plupart des troubles de *réfraction**. Le choix est fait par l'ophtalmologiste en concertation avec le patient.

– Les lentilles rigides étroites, de 9 mm de diamètre, ménageant le *limbe** et perméables à l'oxygène nécessaire à la transparence de la cornée (figs. 20, 24 et 25 pp. 33, 37 et 38), constituent une assurance contre les négligences d'entretien et les complications, surtout chez les jeunes. Leur rigidité leur confère le pouvoir de correction d'astigmatismes et de *réfractions** ammétropiques complexes (figs. 1 et 2 pp. 17 et 18).

– Les lentilles souples « à port journalier », et jetées tous les soirs, assurent aussi une hygiène correcte, une oxygénation cornéenne convenable et une bonne vision.

– Les lentilles souples, hebdomadaires – jetées en fin de semaine – ou mensuelles – jetées en fin de mois – nécessitent une hygiène attentive des mains, de l'étui et des lentilles elles-mêmes, ainsi qu'une surveillance ophtalmologique plus fréquente.

– Le port permanent, jour et nuit pendant un temps déterminé, de lentilles souples hydrophiles a eu ses heures de prescription. Elles ne sont plus recommandées actuellement, sauf cas particuliers. Des complications graves ont entraîné une raréfaction de leur utilisation.

– Une utilisation spéciale est le port thérapeutique de lentilles. Elles ont alors un rôle de « pansements chargés de restituer un antibiotique » sur une cornée malade ou accidentée. La lentille est posée et surveillée par le spécialiste.

(Voir chapitres Œil rouge, Complications des lentilles pp. 68-69)

■ Chirurgie réfractive

On pratique des interventions chirurgicales au laser très au point pour la myopie simple, et pour l'hypermétropie et l'astigmatisme avec de plus en plus de précision. On pose couramment des implants à correction progressive, évitant toute lunette et toute lentille lors de chirurgie de la cataracte. Certains sont souples ou multifocaux. Les progrès, en matière d'implants, sont constants et performants.

D'autres interventions intracornéennes ou prothèses intra-oculaires susceptibles de corriger aussi la presbytie ont donné des résultats encore aléatoires. Les dernières techniques proposées aux presbytes sont plutôt par *presbylasik** ou par méthode dite *Intracor*,* ou encore par *implants multifocaux** très performants.

La chirurgie à visée correctrice de la réfraction n'a pas dit son dernier mot.

Le rôle du médecin est de vérifier que les verres et les lentilles sont bien portés en fonction des prescriptions de l'ophtalmologiste.

Les lentilles souples sont si bien supportées que le patient peut les oublier et parfois en chercher une alors qu'il l'a sur l'œil, pliée dans le cul-de-sac de la paupière supérieure, sans la sentir (figs. 20 et 35 pp. 33 et 51). Le médecin peut, alors, l'aider à la découvrir en éversant la paupière supérieure ou l'inférieure, comme à la recherche d'un corps étranger (figs. 22 et 23 p. 35). Le médecin doit surveiller l'hygiène du porteur de lentilles, la propreté de son étui, et vérifier s'il a toujours sur lui ses lunettes de secours pour le cas où il doive enlever ses lentilles et conduire un véhicule, par exemple.

Il doit s'assurer que toutes les lentilles portées par ses patients, y compris les lentilles neutres colorées, aient été prescrites par un ophtalmologiste et que la surveillance en est régulière.

Son rôle est d'envoyer les porteurs de lentilles au spécialiste régulièrement, les complications superficielles et profondes dues aux lentilles mal utilisées pouvant entraîner la perte de l'œil.

VISION ET CONDUITE DE VÉHICULES

Dans la préparation de l'arrêté de l'année 2005, deux rapports, celui du professeur Alain Domont, initiateur d'une révision des conditions de conduite, et celui du professeur Henry Hamard inspirèrent l'arrêté d'aptitude à la conduite du Comité interministériel de sécurité routière, paru au JO du 28 décembre 2005. Ce dernier prévoyait alors des contre-indications médicales différentes suivant le rang du permis.

Celui plus récent du 31 août 2010, reprenant une partie des recommandations de la Commission européenne du 25 août 2009, a apporté d'autres modifications aux aptitudes nécessaires à l'obtention des différents permis en France.

« Tout candidat à un permis de conduire devra subir les examens appropriés pour s'assurer qu'il a une acuité compatible avec la conduite des véhicules à moteur. S'il y a une raison de penser que le candidat n'a pas de vision adéquate, il devra être examiné par une autorité médicale compétente [non précisée]. Au cours de cet examen, l'attention devra porter plus particulièrement sur l'acuité visuelle, le champ visuel, la vision crépusculaire, la sensibilité à l'éblouissement et aux contrastes (fig. 57 p. 110) et la *diplopie**, ainsi que sur d'autres fonctions visuelles qui peuvent compromettre la sécurité de la conduite.

Pour les conducteurs du groupe 1 qui ne satisfont pas aux normes relatives au champ visuel ou à l'acuité visuelle, la délivrance du permis peut être envisagée dans des « cas exceptionnels » ; le conducteur devra, sous autorité compétente, prouver qu'il ne souffre d'aucun trouble de la vision affectant sa *sensibilité aux contrastes** et à l'éblouissement. »

Il y a assouplissement des normes d'acuité visuelle, des atteintes du champ visuel devenues précises et qui imposent un examen spécial, dérogations possibles et tests pratiques en auto-école indispensables pour les cas limites.

– Pour le permis B applicable aux véhicules légers :

Il y a incompatibilité si l'acuité binoculaire de loin mesurée avec correction optique (et certificat d'obligation de port de correction optique) est inférieure à 5/10 – au lieu de 6/10 – ou si l'un des deux yeux a une acuité nulle ou inférieure à 1/10, et l'autre œil une acuité visuelle inférieure à 5/10. En cas d'acuité limite une compatibilité temporaire, au cas par cas, peut être donnée. S'il y a perte de vision d'un œil – moins de 1/10 –, intervention chirurgicale ou modifications, un avis spécialisé est nécessaire et éventuellement une obligation de rétroviseurs bilatéraux.

Champ visuel : il y a incompatibilité si le champ visuel binoculaire horizontal est inférieur à 120 ° de droite à gauche de l'axe, à 50 °vers la gauche et la droite, et le vertical inférieur à 40 ° – 20 ° au-dessus et 20 °au-dessous – (voir Champ visuel normal au champ visuel de Goldman fig. 56 p. 109). Aucun défaut ne doit être présent dans un rayon de 20 ° par rapport à l'axe central. Également si l'un des deux yeux a une acuité nulle ou inférieure à 1/10, on considère qu'il y a une atteinte notable du champ visuel du bon œil : un avis spécialisé est indispensable.

Vision nocturne : le permis peut être donné à titre temporaire avec mention « conduite uniquement le jour », si le champ visuel est normal. Ce qui n'est pas précisé, c'est le terme « vision nocturne » : à partir de quelle heure du soir et comment ??? Vision crépusculaire, sensibilité à l'éblouissement et vision des contrastes : pour les conducteurs du groupe 1 qui ne satisfont pas aux normes relatives au champ visuel et à l'acuité visuelle : avis spécialisé avec mesure de la *sensibilité aux contrastes** (fig. 57 p. 110), de l'éblouissement et de la vision crépusculaire.

Troubles de la *vision des couleurs** : pas d'incompatibilité. Le candidat en sera averti.

Antécédents de chirurgie oculaire : avis spécialisé.

Un avis spécialisé est obligatoire pour les troubles de la motilité, *blépharospasme** par exemple, ainsi que les *diplopies** non corrigeables chirurgicalement, ni médicalement. Quant aux *strabismes** et *nystagmus**, cela dépend de l'acuité visuelle, après avis spécialisé pour les *nystagmus**.

Cas particulier des diabétiques traités par insuline qui ont des risques d'hypo-glycémie, de rétinopathie pouvant entamer le champ visuel et l'acuité : un avis précis de l'ophtalmologiste, avec évaluation du risque, entre en compte.

- Pour le groupe permis « poids lourd » :

Il faut au minimum 8/10 d'un œil et 1/10 pour l'œil le moins bon – au lieu de 5/10 – avec correction ; mais si ces valeurs sont atteintes par correction optique, il faut que l'acuité visuelle non corrigée de chaque œil atteigne 1/20 ou que la correction optique soit obtenue à l'aide de verres ou de lentilles ne dépassant pas + 8 ou – 8 dioptries. Après toute intervention chirurgicale oculaire, l'avis du spécialiste est exigé. Le certificat du médecin devra préciser l'obligation de porter une correction optique.

Champ visuel : incompatibilité si le champ visuel binoculaire est inférieur à 160 °, à 70 ° vers la gauche et la droite, et à 30 ° vers le haut et le bas (fig. 56 p. 109). Aucun défaut ne doit être présent dans un rayon de 30 ° par rapport à l'axe central.

Pour le reste – vision nocturne, crépusculaire et sensibilité à l'éblouissement et aux contrastes, vision des couleurs, antécédents de chirurgie et troubles de la motilité – un avis spécialisé est requis avec tests à l'appui. Incompatibilité pour les *diplopies** au-delà de toute thérapeutique. *Nystagmus** incompatible avec la conduite d'un véhicule.

Un diabétique doit être particulièrement contrôlé ; l'avis du spécialiste est obligatoirement requis et dépend de chaque cas particulier.

Le secret médical est toujours de mise, le médecin ou le spécialiste ne peut que prévenir le patient des risques qu'il encourt à conduire en état d'inaptitude, y compris celui de se voir renié, en cas d'accident, par son assurance : tout assuré s'est engagé à prévenir son assurance d'un changement quelconque dans son état de santé, susceptible d'entraîner une modification du contrat, voire sa résiliation.

Pour informations complémentaires : voir le syndicat des ophtalmologistes et son site : www.snof.org

CONCLUSION

J'espère que ce petit livre vous ouvrira, amis généralistes, pédiatres, orthoptistes et autres lecteurs, la voie de l'ophtalmologie de tous les jours.

Il me plaît, au final, de vous transmettre, très modestement, quelques touches de l'évolution des techniques ophtalmologiques que j'évoque, à peine, dans ce recueil. Depuis le port des bésicles illustré par Petrus Comestor, « le mangeur de livres » au XIIᵉ siècle jusqu'aux Varilux® multifocaux, aux lentilles hyper-confortables portées journellement par nos amétropes modernes et jetées chaque soir, en passant par les interventions réfractives *Lasik** pour les amé-tropes, *Intracor** pour les presbytes ou *cross-linking** pour les *kératocônes** évolu-tifs… Depuis l'ablation du cristallin souvent hypermûr, en extra-capsulaire, à la ventouse ou à la pince, sous ouverture cornéenne large, tel que nous l'ensei-gnaient nos maîtres, jusqu'à la phacoémulsification sous microscope et intro-duction par une ouverture presque ponctuelle, d'un cristallin artificiel pliable, multifocal, parfois capable de restituer une « accommodation » bientôt quasi parfaite à tous nos « futurs grands-parents », les progrès de ces quarante der-nières années n'ont cessé de transformer notre pratique ophtalmologique de jour en jour. Avec l'apparition des technologies d'imagerie, de topographie, de biométrie, d'échographie, d'électrophysiologie, d'analyses, et d'optique adap-tative *in vivo,* nous sommes passés de la simple observation, très subjective à l'ophtalmoscope, d'une macula œdémateuse ou d'une excavation papillaire « douteuse », à la possibilité de voir l'image des couches rétiniennes, des fibres optiques et des tuniques vasculaires évoluer, presque sous nos yeux, au fur et à mesure des examens transmis par computers. Récemment aussi, l'utilisation des *anti-VEGF** et les possibilités d'injections intra-oculaires ou d'implants ont considérablement amélioré l'évolution des *DMLA** et des atteintes diabétiques et inflammatoires. Les interventions ultramicroscopiques sur la rétine centrale révolutionnent l'avenir proche des malvoyants, et j'en passe…

Cependant, en dépit de toutes ces découvertes et applications, c'est vous, le médecin de famille, qui serez toujours le premier à recevoir nos patients et à leur offrir soins urgents et réconfort avant de les orienter, au moment opportun, vers les spécialistes du futur ophtalmologique.

LEXIQUE

Acuité visuelle

L'unité d'acuité visuelle correspond au pouvoir de séparation de l'œil. L'acuité de 10/10 est un chiffre conventionnel qui désigne la meilleure acuité théorique, dans des conditions d'éclairage données. L'acuité est maximale au centre de la fovéa ; elle diminue progressivement, dès la macula, au fur et à mesure que les cônes diminuent en nombre jusqu'à 1/10 en périphérie rétinienne, qui ne comporte que des bâtonnets. Faible à la naissance, elle peut atteindre 15 à 20/10 à 15 ans et diminue avec le vieillissement. L'œil normal, sans éclairage, n'a que 2/10 la nuit ; il ne voit plus les couleurs ni les contrastes, seulement les formes et les mouvements.

Acuité visuelle objective

L'acuité testée au cabinet est subjective, il est parfois nécessaire de la tester objectivement. Trois possibilités s'offrent au spécialiste : l'étude du *nystagmus** optocinétique dont la fréquence donne l'acuité visuelle, celle du *potentiel évoqué visuel** pour la plus haute fréquence spatiale, et la technique du regard préférentiel ou « test bébé vision » : ce sont des planches présentant des barres blanches et noires de contrastes donnés, la fréquence spatiale qui attire l'œil du bébé donne l'acuité.

Amaurose

Cécité centrale, le plus souvent complète. Mais qui peut être transitoire.

Amblyopie

Défaut d'acuité visuelle non améliorable par correction optique. Bilatérale, c'est une malvoyance. Unilatérale, elle peut passer inaperçue chez le petit enfant et être un facteur de mauvaise *vision binoculaire**. Elle peut être améliorée avant deux ans, par correction optique et occlusion du bon œil, sous surveillance. Elle est souvent associée à un *strabisme** et à une *anisométropie**, parfois à un *nystagmus**, ou un torticolis.

Amétropie

Anomalie de *réfraction** caractérisée par la non mise au point sur la rétine de l'objet fixé au loin en l'absence d'accommodation : myopie, hypermétropie ou astigmatisme. Elle peut être axile ou due à un trouble de réfringence pathologique (fig. 2 p. 18). Sa puissance réelle est obtenue chez l'enfant après blocage de l'accommodation (fig. 44 p. 74).

AMIRS

Anomalies micro-vasculaires intra-rétiniennes. Ce sont des zones d'*ischémie rétinienne** de non-perfusion périmaculaires ou périphériques, témoins de microthromboses capillaires associées à des dilatations et bourgeonnements vasculaires – néo-vaisseaux intrarétiniens et micro-anévrysmes – appendus aux vaisseaux en périphérie de ces territoires d'exclusion.

Angiographie rétinienne à la fluorescéine et au vert d'indocyanine

Examen des vaisseaux rétiniens et de l'état de la chorio-rétine avant, pendant et après injection intraveineuse de fluorescéine. Des photographies rétiniennes sont prises aux différents temps de circulation du produit. L'examen rend compte de la possibilité de retard d'injection, de lésions vasculaires et rétiniennes, d'œdème, de territoires d'exclusion, d'*AMIRS**, et des néo-vaisseaux visibles.

L'injection au vert d'indocyanine, en seconde intention, visualise, elle, les néo-vaisseaux choroïdiens occultes, c'est-à-dire non visibles spontanément, le décollement de l'épithélium pigmentaire, les tumeurs, les choroïdites, etc.

Aniridie

Absence congénitale d'iris entraînant malvoyance et grande photophobie.

Aniséiconie

Différence de taille des deux images sur la rétine, dépendant de la *réfraction** amétropique et perturbant la *vision binoculaire**.

Anisochromie

Les deux iris d'un même patient sont de couleur différente ; elle est le plus souvent congénitale, ou peut être pathologique (*hétérochromie**).

Anisocorie

Pupilles de diamètres différents (figs. 7 à 10 pp. 23-25).

Anisométropie

Différence de *réfraction** entre les deux yeux entraînant une différence de taille (ou *aniséiconie**) entre les images perçues sur la rétine, par exemple : les deux yeux myopes, mais de puissance très différente ou l'un myope, l'autre hypermétrope.

Athalamie

Chambre antérieure de l'œil plate. Se voit dans les perforations cornéennes traumatiques, l'ulcère et le glaucome aigu.

Aphakie

Etat de l'œil en absence de cristallin, sans implantation artificielle. La vision est très mauvaise car elle nécessite une correction par verre ou lentille cornéenne substitutive au cristallin d'au moins 20 dioptries, ce qui est difficile à adapter et à supporter.

Barrière hémato-rétinienne

Les membranes des capillaires chorio-rétiniens, comme dans le cerveau, constituent une barrière étanche qui réglemente les échanges entre le compartiment vasculaire et les tissus qui l'entourent.

Dans le diabète, la lésion initiale est l'épaississement des membranes des capillaires, témoin du diabète et de sa durée. Il apparaît précocement, il est directement en rapport avec l'hyperglycémie. Cela aboutit à l'apparition d'*AMIRS** par perméabilité anormale du réseau capillaire périmaculaire et des vaisseaux du pôle postérieur entraînant : a/ zones de non-perfusion capillaire avec exclusion de territoires rétiniens ; b/ micro-anévrysmes ; c/ shunts artério-veineux ; d/ néo-vaisseaux en bordure des zones d'ischémie avec entrée dans la rétinopathie proliférante.

Biométrie oculaire

Examen qui permet de connaître l'épaisseur de la cornée ou d'un autre tissu oculaire.

Blépharite

Inflammation de la paupière avec rougeur, gonflement. Les causes en sont diverses, le plus souvent allergiques.

Blépharochalasis (syndrome de)

Poussées d'œdème indolore, sans rougeur, de cause inconnue.

Blépharospasme

Battement incontrôlé des paupières, par dystonie focale du muscle orbiculaire. Il peut être douloureux, traité par injections de toxine botulique.

Buphtalmie

Proéminence de l'œil avec œdème et déformation cornéenne due à un glaucome congénital.

Campimétrie

Mesure du *champ visuel**

Capsule postérieure du cristallin

La capsule postérieure est toujours laissée en place lors de l'extraction avec phacoémulsification du cristallin, pour traitement de la cataracte. Elle s'opacifie secondairement chez certains opérés dans les deux ans qui suivent, constituant une « cataracte secondaire ». L'opacification est plus fréquente et plus rapide chez le diabétique. Une ouverture de la capsule par laser yag peut être pratiquée, d'une part pour rendre la vision et d'autre part pour pouvoir continuer à surveiller le fond d'œil, sachant que cette nouvelle intervention peut entraîner des complications inflammatoires ou rétiniennes postérieures œdémateuses.

Chalazion

Tuméfaction inflammatoire des glandes de Meibomius contenues dans le tarse palpébral. Si le traitement par antibiotiques ne le fait pas disparaître assez rapidement, il doit être opéré par l'ophtalmologiste. Un examen anatomopathologique doit être demandé en cas de récidive afin d'éliminer un carcinome sébacé.

Champ visuel

C'est la projection de l'ensemble des points vus par un œil fixant droit devant, en « position primaire », tête et œil immobiles. Il ne faut pas le confondre avec le champ du regard, tête et œil mobiles. Il permet de déterminer les limites de la vision et de la sensibilité rétinienne périphériques et centrales par des stimuli lumineux d'intensités variables. Les zones de même sensibilité s'appellent les isoptères. La tache aveugle, située à 10 à 15 ° temporal de la macula est un *scotome** non perçu physiologique, on le dit « négatif », alors que les scotomes perçus comme une tache dans le champ visuel sont dits « positifs ». Il existe aussi en pathologie neuro-ophtalmologique des scotomes non perçus, négatifs. Le *champ visuel** peut être testé grossièrement *au doigt**, et par plusieurs moyens : cinétique ou statique et au centre par le test d'Amsler (fig. 56, 31 et 18 pp. 109, 43 et 31).

Champ visuel au doigt par confrontation

Son appréciation se fait au doigt ou en tenant une tige portant à son extrémité une petite boule blanche que l'examinateur approche de la périphérie vers le nez, dans toutes les positions du regard (haut, bas, droite, gauche et oblique), tandis que lui et le patient ont l'œil, du même côté, bouché et se fixent, de préférence en monoculaire. Par confrontation car le patient doit toujours garder la fixation pour que le test soit valable et voir apparaître la boule en même temps que le médecin, dans chaque position. Dans ce cas le champ visuel est normal, sinon un déficit important peut être dépisté (fig. 17 p. 30).

Chémosis

Œdème oculo-palpébral sous-conjonctival, avec inflammation (fig. 37 p. 54).

Chorio-rétine

On appelle chorio-rétine l'association de ces deux tuniques, choroïde et rétine, qui sont liées au niveau de la lame vitrée de Bruch, laquelle unit les vaisseaux nourriciers de la chorio-capillaire à l'épithélium pigmentaire de la rétine qui, lui, entoure les cellules visuelles (fig. 32 p. 44)

Choroïde

Partie postérieure de l'uvée, comprise entre sclère et rétine, riche en cellules pigmentées, elle forme la chambre noire de l'œil. Elle est constituée de trois couches de vaisseaux nourriciers, dont la chorio- capillaire appliquée sur la lame vitrée de Bruch qui l'unit à l'épithélium pigmentaire de la rétine. Elle est liée en avant au corps ciliaire et à l'iris, formant avec eux deux l'uvée. C'est au niveau de la lame de Bruch, lors du vieillissement, que se forment les *drüsens** responsable de la *DMLA** (figs. 20 et 32 pp. 33 et 44).

Cornée

Membrane transparente et avasculaire de l'œil, limitant en avant la chambre antérieure (fig. 20 et 24 pp. 33 et 37). Sa surface est protégée de l'air ambiant par le film des larmes – composé de trois couches sécrétées par les glandes lacrymales accessoires palpébrales, de Meibomius et les glandes muqueuses –, qui lui apporte l'oxygène, les éléments nutritifs, les lipides et le mucus (fig. 25 p. 38). L'altération d'une ou plusieurs de ces couches peut entraîner une sécheresse cornéenne et oculaire.

Corps ciliaire

Entre l'iris en avant et la choroïde en arrière, il contient le muscle ciliaire responsable de l'accommodation (fig. 44 p. 74). Ses procès ciliaires sécrètent l'humeur aqueuse. Il donne insertion à la zonule de Zinn qui maintient le cristallin à distance des procès ciliaires (fig. 24 p. 37).

Correspondance rétinienne normale et anormale

Elle est normale si l'image vue par chaque œil séparément tombe sur deux points correspondants de la rétine fovéolaire, permettant la *fusion** (figs. 45 et 62 pp. 76 et 164) des deux images. Lorsqu'il y a *strabisme**, il n'y a pas ou plus correspondance ; ceci entraîne soit une neutralisation par le cerveau d'une des deux images, soit une diplopie. Il peut se créer spontanément, dans certains cas, une correspondance rétinienne dite « anormale », élément de lutte contre la diplopie : dans ce cas, la stimulation de deux points non correspondants sur les deux rétines donne une image unique ; ceci est mis en évidence par l'examen orthoptique et intervient dans une décision chirurgicale.

Cristallin

Lentille biconvexe, transparente (figs. 20 et 24 pp. 33 et 37) responsable de l'accommodation convergence sous contrôle du *corps ciliaire** (fig. 44 p. 74).

Cross-linking

Kératoplastie physico-chimique qui a pour but d'augmenter la résistance du tissu cornéen et de freiner la déformation progressive de la cornée, astigmatisme irrégulier, responsable de la baisse visuelle. Sous instillation de collyre photosensibilisant (vit B12), un rayon ultraviolet augmente la cohésion des fibres collagènes du stroma. C'est la thérapeutique actuelle capable de stopper, potentiellement, l'évolution d'un kératocône ou d'une ectasie cornéenne post-lasik. Elle peut être, dans certains cas, associée aux anneaux intracornéens ou INTACS et aux lentilles.

Cycloplégique, ou cycloplégie

Paralysie médicamenteuse de l'accommodation par collyres : sulfate d'atropine ou skiacol® surtout, homatropine® ou mydriaticum®, dans certains cas, moins efficaces. La mesure de la réfraction sous cycloplégie permet de connaître la valeur objective de la réfraction d'un sujet jeune dont le cristallin accommode beaucoup.

Déficit pupillaire afférent relatif

La recherche du déficit afférent relatif se fait à l'éclairement alterné. Si, en éclairant un œil puis l'autre alternativement, l'une des pupilles se dilate au lieu de se contracter, cette mydriase paradoxale est pathologique et oriente vers une neuropathie optique de ce côté (fig. 10 p. 25).

Diagnostic et protocole actuel thérapeutique du glaucome chronique

Le glaucome chronique se définit par l'atteinte des fibres optiques de la papille, classiquement en rapport avec une hypertension oculaire facile à surveiller à chaque examen. En réalité il existe des cas de glaucome à pression normale dont le diagnostic est beaucoup plus difficile.

L'examen de la *vision des contrastes**, couplé avec le *champ visuel**, a pris d'année en année de plus en plus d'importance : par l'étude des cellules ganglionnaires magno-cellulaires (figs. 32 et 57 pp. 44 et 110), la vision des contrastes testée sur appareil informatisé constitue un autre abord dans le diagnostic précoce et le suivi du glaucome. Actuellement, un troisième facteur peut trancher vis-à-vis des deux autres et de la tension oculaire : c'est l'analyse des fibres optiques par un *OCT** et de nouveaux analyseurs permettant un diagnostic plus précoce encore : l'HRT et le Gdx. Ainsi que l'examen dynamique, *in vivo*, de l'angle par l'*échographie UBM**, qui permet de distinguer le glaucome chronique à angle, large avec ou sans hypertension, du glaucome à angle étroit ou fermé. En fonction de ces données nouvelles, le protocole thérapeutique pratique actuel du glaucome chronique est :

– Champ visuel strictement normal et tension oculaire inférieure à 25 mm Hg : le traitement par collyre hypotenseur oculaire est encore discutable car il faut considérer que c'est, alors, un « traitement à vie » que l'on prescrit. Assez souvent la surveillance de ces deux facteurs, et les analyses des fibres optiques pourront faire ou non envisager la mise sous traitement médical.

– Un champ visuel pathologique, sans conteste, doit faire entreprendre le traitement classique dans le but de faire baisser la tension oculaire, seul critère sur lequel on peut agir, d'au moins 5mm Hg par rapport aux mesures précédentes. Plusieurs prises de tension, avec courbe à des heures différentes, même la nuit, peuvent être nécessaires. L'idéal est d'atteindre une valeur de « tension cible » autour de 16 mm Hg. On commence par un collyre judicieusement choisi, qu'on associe ensuite à un ou deux autres, en cas d'insuffisance. Il existe un choix entre bêtabloquants, inhibiteurs d'anhydrase carbonique et prostaglandines, pour ne citer que les plus utilisés et dont certains sont associés dans le même flacon. Certains d'entre eux, sans conservateur, sont moins irritants, non générateurs de sécheresse oculaire. Pilocarpine et alpha-2-adrénergique sont réservés à peu de cas particuliers.

– Le traitement est modifié en cas de non-réponse à la thérapeutique ou d'aggravation des lésions du champ visuel et de la papille à l'analyseur, ce qui peut se produire très vite et de façon inquiétante. Auquel cas, la nouvelle *trabéculoplastie sélective**, qui peut être répétée par rapport à l'ancienne, au laser argon, peut constituer une alternative à la chirurgie classique.

La décision d'opérer chirurgicalement n'est prise, par l'ophtalmologiste, que sur un ensemble de facteurs : non-réponse aux *trabéculoplasties**, tension oculaire non réductible et associée à une évolution grave ou rapide du champ visuel et des déficits optiques, intolérance complète aux collyres, même sans conservateur, champ visuel évoluant malgré le traitement médical avec scotome jouxtant le point de fixation (fig. 31 p. 43), évolution des lésions papillaires, par comparaison avec le ou les examens précédents sur analyseur de fibres.

Distichiasis

Rangée de cils supplémentaire postérieure implantés sur le bord palpébral et qui frottent la cornée et créent une kératite.

Diplopie

Vision double par défaut d'alignement des deux axes visuels. Elle peut être mono ou binoculaire.

Dégénérescence maculaire liée à l'âge ou DMLA

Dégénérescence maculaire liée à l'âge. Elle a un caractère en partie héréditaire. Grossièrement, le gène a des protéines impliquées dans l'apoptose, les processus oxydatifs, le métabolisme du cholestérol, la capture de la lumière et de la vitamine E. Ce qui fait dire que la consommation régulière d'acides gras omega 3 à longue chaîne, de légumes verts, jaunes et rouges contenant lutéine et zéaxanthine est liée à la diminution du risque. Sa prévalence peut atteindre un sujet sur quatre au-delà de 75 ans, et plus après 90 ans. Mais d'autres facteurs sont en jeu selon certaines études : l'exposition intempestive, et tout au long de la vie, aux rayons du soleil, le tabagisme, la qualité de la nutrition, la pollution et l'environnement, le stress.

Drüsens

Formations lipoprotéiques accumulées dans la couche rétinienne externe, constituée par l'épithélium pigmentaire et la membrane de Bruch (fig. 32 p. 44), le plus souvent au pôle postérieur, apparaissant au cours du vieillissement et qui peuvent entraîner œdème et néo-vaisseaux sous-rétiniens, facteurs de baisse visuelle et de *DMLA**.

Échographie B oculaire

Permet, en mode B, en cas de trouble des milieux transparents, l'étude ultrasono-graphique des différents éléments normaux ou anormaux depuis la surface cornéenne jusqu'au pôle postérieur et le diagnostic d'une anomalie : cataracte, hémorragie vitréenne, décollement rétinien, tumeur, corps étranger intra-oculaire (fig. 20 p. 33).

Ectopie cristallinienne

Déplacement congénital du cristallin, avec malformation. Afin d'éviter la chute de la lentille cristallinienne dans le vitré et ses conséquences visuelles et inflammatoires, une intervention chirurgicale avec ablation cristallinienne et si possible pose d'un implant cristallinien est indispensable, le plus tôt possible.

Ectropion

L'ectropion est dû à la déhiscence d'une paupière inférieure. Cela crée un renversement du bord palpébral vers l'extérieur (fig. 42 p. 61). La conjonctive étant en contact avec l'air et ses éléments polluants, cela produit un larmoiement et une infection. L'intervention restitue la position palpébrale.

Son opposé est l'entropion où le bord palpébral se retourne vers l'intérieur et crée un frottement permanent sur le globe et la cornée.

Électro-oculogramme – ou EOG – et Électromotilogramme

L'électro-oculogramme est une technique d'électrophysiologie oculaire, testant uniquement la fonction maculaire, c'est-à-dire l'épithélium pigmentaire rétinien et ses rapports avec les photorécepteurs, la réponse des cônes. À ne pas confondre avec l'électro-oculogramme musculaire appelé *électromotilogramme** qui teste la motilité oculaire.

Électrophysiologie oculaire

Toute image ou stimulation est transmise par les cellules visuelles rétiniennes, puis les ganglionnaires et les voies visuelles, jusqu'à l'aire visuelle postérieure où elle est saisie telle une donnée informatique. C'est cette transmission de la rétine au cerveau qu'étudie l'électrophysiologie oculaire. Trois examens : enregistrements des réponses à différentes stimulations lumineuses ou en damiers avec l'aide d'électrodes oculaires et périoculaires bien placées et qui explorent la physiologie rétinienne et celle des voies visuelles. Ces examens sont demandés en fonction des recherches diagnostiques d'atteintes rétiniennes ou des voies visuelles et souvent couplés ; ce sont : l'*électrorétinogramme** l'*électro-oculogramme** et les *potentiels évoqués visuels** (figs. 33, 34 et 52, 53, 60, 61 pp. 45, 46 et 105, 106, 149, 150).

Électrorétinogramme ou ERG

L'électrorétinogramme ou ERG est constitué par la réponse électrique de la rétine à une stimulation lumineuse brève.
Les courbes recueillies normalement entre les électrodes sont les réponses des photorécepteurs et des couches rétiniennes à des stimuli en lumière blanche, en lumière colorée, par damiers ou flickers, en ambiance lumineuse photopique et en ambiance obscure scotopique, ainsi que de façon dynamique au cours de l'adaptation à l'obscurité.
Un ERG multifocal permet d'explorer le fonctionnement maculaire. L'ERG est toujours couplé au *PEV** dans un but diagnostic plus précis (figs. 33 et 34 pp. 45 et 46).

Emmétropie

C'est l'état d'un œil dont le système optique n'a pas d'anomalie à la mesure de la réfraction.

Endophtalmie

L'endophtalmie est une infection endoculaire gravissime, le plus souvent postchirurgicale ; les signes cliniques en sont variables, dominés par la douleur.

Entropion

Inverse de l'*ectropion** : retournement en dedans de la paupière inférieure.

Épiblépharon

Malposition du bord libre palpébral, entraînant la base des cils vers le globe qu'ils irritent. Alors que dans le *trichiasis** le bord libre est normal, ce sont les cils qui poussent vers la cornée.

Exophtalmomètre de Hertel

Petite règle graduée transparente dont la pointe mousse effleure le canthus externe (fig. 51 p. 95). Tenue horizontale, perpendiculaire à l'axe de l'œil, et sur laquelle on lit des graduations donnant la valeur de la protrusion oculaire : normale 18 mm. Au-delà, il y a un soupçon ou la certitude d'une exophtalmie.

Fond d'œil

Il permet d'observer, à travers les milieux transparents, la rétine dans son ensemble : a/ le pôle postérieur comportant : 1) la macula avasculaire ou point de vision centrale ; 2) les vaisseaux rétiniens, artère et veine centrales, qui émergent de la papille optique, se répartissent à la superficie de la rétine en branches temporale et nasale supérieure et inférieure et forment une arcade capillaire autour de la macula qui, elle, est avasculaire ; 3) la papille optique de couleur rosée, en nasal, et son excavation physiologique normalement peu marquée et étroite ; b/ la périphérie rétinienne pouvant comporter des lésions dégénératives avec aspect givré, trous, déchirures ou aspect kystique, et visible jusqu'à l'ora serrata en avant.

Fusion

Voir vision binoculaire et stéréoscopique et figs. 45 et 62 pp. 76 et 164.

Gérontoxon

Anneau grisâtre, circulaire, apparaissant à la périphérie cornéenne au cours du vieillissement.

Gonioscopie

Examen de l'angle irido-cornéen.

Goniotomie

Ouverture chirurgicale de l'angle irido-cornéen.

Héméralopie

Absence de vision crépusculaire et nocturne.

Hétérochromie irienne

Différence de couleur entre les deux iris d'un même individu. Elle peut être pathologique : deux iris de teintes différentes, ou un atrophique, conséquence d'une uvéite ou d'un glaucome pigmentaire. Ou congénitale, on parle d'*anisochromie**.

Hétérophorie

Déviation latente relativement faible des axes visuels, liée comme le *strabisme** à un trouble sensoriel de la vision binoculaire mais compensée par une *fusion** possible des images (figs. 45 et 62 pp. 76 et 164). Entre *strabisme** et hétérophorie, il n'y a qu'une différence de degré qui porte sur l'élément sensoriel.
Cependant l'hétérophorie, qu'elle soit exophorie – déviation latente en dehors – ou ésophorie en dedans, peut se décompenser et entraîner une diplopie intermittente, un trouble visuel et des céphalées à n'importe quel moment, à des âges variables, sous divers facteurs : fatigue, stress, etc. Elle est mise en évidence par l'examen orthoptique et peut être souvent améliorée par une bonne correction optique et des séances d'orthoptie.

Hyphéma

Sang accumulé dans la chambre antérieure, avec niveau liquide visible, le plus souvent d'origine traumatique.

Hypoesthésie ou anesthésie cornéenne (voir *test d'esthésiométrie**)

La cornée est très sensible. La moindre approche ou le contact entraîne un réflexe cornéen de protection avec fermeture instantanée de la paupière. Sa sensibilité peut être émoussée ou absente. Faire le test est capital en cas d'atteinte neurologique, virale ou en cas de sécheresse oculaire. Une atteinte de la sensibilité cornéenne est génératrice d'ulcération, d'œdème avec menace de perte visuelle.

Implants multifocaux

Voir *presbylasik**

Intracor

Voir *presbylasik**

Iridectomie

Ouverture chirurgicale d'une fenêtre à la périphérie de l'iris pour rétablir la circulation de l'humeur aqueuse, lors d'un blocage avec glaucome (fig. 24, 39 et 43 pp. 37, 57 et 65).

Irido-cyclite

Inflammation de l'iris et du corps ciliaire, partie antérieure de l'uvée.

Iridotomie au laser et protocoles de traitement du glaucome aigu

Ouverture, au laser, d'une fenêtre à la périphérie de l'iris pour rétablir la circulation de l'humeur aqueuse dans le glaucome aigu – par fermeture de l'angle –, après avoir fait baisser la tension par traitement médical général et local. L'autre œil doit aussi être traité par iridotomie préventive, dans un temps proche. En cas d'échec du traitement d'urgence, une *iridectomie** chirurgicale peut être tentée, et, dans un troisième temps, une *trabéculectomie** : intervention chirurgicale au niveau du trabéculum scléral (fig. 24 p. 37) permettant à l'humeur aqueuse de s'écouler entre les tuniques de l'œil. D'autres techniques spécialisées peuvent venir à bout des suites graves avec altération irréversible du nerf optique, d'un glaucome aigu passé à la chronicité.

Ischémie rétinienne

Absence d'oxygénation d'un territoire rétinien. Au niveau de la rétine, comme au niveau du cerveau, la *barrière hémato-rétinienne** lésée entraîne des complications graves rétiniennes et visuelles (voir *AMIRS*).

Isocorie (ou isocorique)

Pupilles de taille identique.

Lagophtalmie

Impossibilité de fermeture des paupières, découvrant la cornée, facteur d'assèchement et d'ulcération cornéenne (fig. 30 p. 42).

Lancaster (examen au)

Examen orthoptique qui permet de mettre en évidence la ou les déviations tant d'*hétérophories** que de *strabisme** et de paralysies, et les muscles atteints.

Limbe

Zone de transition, semi-transparente, qui sépare la cornée transparente de la sclère et de la conjonctive bulbaire, au niveau de l'angle camérulaire (fig. 20 et 24 pp. 33 et 37). Il est fragile : son serrage par une lentille mal adaptée, par exemple, peut entraîner un défaut d'oxygénation et de passage de larmes endommageant la cornée.

Macula, fovéa, fovéola

Partie de la rétine centrale de 2 mm de large et 1,5 mm de haut. Elle est centrée par une dépression, la fovéa, elle-même centrée par la fovéola, point de vision la plus discriminative. Fovéola et fovéa ne contiennent que des cônes responsables de la vision des formes et des couleurs ; à partir de là commencent à apparaître des bâtonnets responsables de la vision périphérique et crépusculaire. Dans la pratique courante, on parle plus souvent de macula pour l'ensemble.

Manœuvre de Valsalva

Une inspiration alternée avec une expiration forcée en se pinçant le nez est utilisée pour la recherche d'une varice orbitaire. Elle crée, en ce cas, une énophtalmie, et une exophtalmie intermittentes.

Métamorphopsies

Vision déformée des images et des traits : urgence ophtalmologique, signe d'atteinte de la macula, de décollement de rétine central ou de *DMLA** évolutive.

*Métamorphopsies** de DMLA** : leur traitement

En cas de *DMLA** avec *métamorphopsies**, l'angiographie à la fluorescéine ou au vert d'indocyanine met en évidence les néo-vaisseaux choroïdiens s'infiltrant et proliférant à travers la rétine centrale, laissant diffuser l'œdème et les hémorragies. Parfois ils ne sont pas visibles : on les appelle néo-vaisseaux occultes.

L'*OCT** permet de visualiser les différentes couches de la rétine, l'œdème et un éventuel décollement de l'épithélium pigmentaire avec « kyste ». Les derniers appareils à OCT mettent en évidence les néo-vaisseaux occultes – par des signes indirects – ainsi que décollement séreux et œdème maculaire.

Ces formes répondent aux traitements ophtalmologiques actuels :

– Le laser argon vert ou krypton, à un stade précoce avec une baisse de vision moyenne, peut stabiliser l'évolution en agissant sur les néo-vaisseaux visibles extramaculaires seulement. Mais il y a risque de détruire une partie de la rétine près des vaisseaux, de faire baisser la vision et décevoir le patient, bien que prévenu du risque.

– La photothérapie dynamique (*PDT**) a donné certains résultats. Il s'agit de perfusion dans la circulation d'une substance photosensibilisante, la Visudyne®, qui se fixe électivement sur les néo-vaisseaux fovéolaires et qu'ensuite on photo-illumine par laser diode, inoffensif pour la rétine environnante, qui les coagule. Il faut absolument que les néo-vaisseaux soient visibles. Trois à quatre séances sont nécessaires et il est impératif que le traitement soit précoce.

Mais actuellement, on utilise en première intention les anti-*VEGF** – substances anti-angiogéniques : Lucentis® ou ranibizumab, Macugen®, Avastin® – inhibant la formation de néo-vaisseaux et l'extravasation liquidienne de la DMLA humide. Parfois on les associe à la Visudyne®. Ou bien, des injections intra-oculaires de corticoïdes – triamcinolone – peuvent aussi être utilisées en alternance.

Ces traitements sont plus efficaces que ceux utilisés auparavant, ils suspendent l'évolution mais leurs effets bénéfiques disparaissent à l'arrêt des injections et n'empêchent pas les récidives, nécessitant de nouvelles injections intravitréennes mensuelles. Des essais sont en cours avec un nouveau VEGF Trap Eye, à libération prolongée, diminuant le nombre d'injections et avec des implants de dexamethazone permettant des injections plus espacées. Ces injections ne rendent qu'exceptionnellement une bonne acuité, mais elles ont le mérite d'éloigner l'évolution vers la cécité centrale, très invalidante chez ces personnes souvent diminuées par l'âge.

Le laser n'est pas complètement abandonné actuellement mais il n'est utilisé que sur certaines lésions et dans certains cas.

Mydriase

Pupille large par réflexe normal à l'obscurité, par paralysie intrinsèque périphérique ou centrale, par *amaurose** ou *substance mydriatique** (fig. 7 p. 23).

Mydriatique

Substance qui entraîne une *mydriase**.

Myodésopties

Vision de mouches volantes dans l'œil : corps flottants, points noirs, mobiles dans le vitré, pouvant être dus à une microhémorragie rétinienne ayant fusé dans le vitré lors d'une déchirure ou à une déhiscence de la structure du vitré qui se décolle progressivement avec le vieillissement. Un examen ophtalmologique est indispensable.

Myosis

Pupille serrée par réflexe normal à la lumière, par paralysie intrinsèque périphérique ou centrale, par uvéite antérieure ou substance myotique (fig. 7 p. 23).

Myotique

Substance qui entraîne un *myosis**.

Neutralisation d'une image d'un œil

Lutte spontanée contre la diplopie : l'absence ou la déficience de *vision binoculaire** s'accompagne d'une suppression par le cerveau de l'image de l'œil non dominant, afin d'éviter de voir double.

Nystagmus

Mouvements oculaires tremblés, involontaires de va-et-vient, rythmés et synchrones : l'œil s'écarte de l'objet fixé par un mouvement de dérive et y revient par un mouvement de rappel. Sa direction est définie par celle du déplacement rapide. Il a différentes formes : à ressort, c'est une alternance de phases lentes et rapides ; pendulaire, ce sont des oscillations sinusoïdales dans le plan vertical, horizontal, rotatoire. Le nystagmus physiologique, optocinétique, généré par des oscillations régulières, peut être provoqué et étudié grâce au « tambour de Barany ». Cet examen est utilisé pour tester le système visuel du nourrisson soupçonné de malvoyance. Une asymétrie des réponses est caractéristique d'immaturité. Par ailleurs, la fréquence qui déclenche le nystagmus optocinétique donne l'*acuité visuelle** – test objectif –. Un nystagmus congénital doit évoquer la malvoyance : strabisme, atrophie optique, cataracte, glaucome, albinisme. Il peut être pathologique, et associé à certaines paralysies oculomotrices ou à un torticolis.

OCT

Optical cohérence tomographie, examen non invasif, sans contact, sans injection et de haute résolution qui dure quelques minutes et donne une vision bi ou tridimensionnelle des structures rétiniennes, en utilisant un faisceau laser infrarouge de faible puissance. L'examen donne, en temps réel, une image microscopique en coupe des couches profondes de la rétine. Il permet de visualiser et individualiser, en temps réel, les différentes couches de la chorio-rétine qui jusque là étaient invisibles : un œdème maculaire, des kystes sous-maculaires, un décollement séreux de l'épithélium pigmentaire, des drüsens sous-maculaires, des néo-vaisseaux sous-maculaires... Il peut être associé à l'angiographie fluorescéinique ou la faire éviter. Il permet à l'ophtalmologiste de mesurer l'épaississement rétinien dû à l'œdème et de mieux adapter le suivi et le traitement. Il est également utilisé pour étudier et suivre l'évolution de l'excavation ou d'une autre atteinte papillaire et pour l'étude dynamique de l'angle irido-cornéen, *in vivo*, en l'absence *d'échographie UBM** (fig. 24 p. 37).

Œdème maculaire central cystoïde

C'est un œdème maculaire, conséquence de la fuite d'eau et de molécules protido-lipidiques hors des capillaires, en rapport avec une dégénérescence centrale ou d'origine inflammatoire, et qui évolue vers la forme kystique et déstructure complètement l'architectonie de la région centrale.

OMS

Organisation mondiale de la santé.

Opacification capsulaire postérieure secondaire

Lors d'une extraction de cataracte avec implantation, la capsule postérieure du cristallin est laissée en place, mais elle s'opacifie dans les deux ans chez 25 % environ des patients, davantage chez le diabétique. Son ouverture au laser rétablit la vision du patient.

Opération de cataracte avec implantation

Elle se fait, sauf contre-indication, sous anesthésie locale topique et en ambulatoire. Elle n'est pas douloureuse, les suites normales sont simples et le malade sort le soir même. Après ouverture de la chambre antérieure puis de la capsule antérieure du cristallin, ce dernier est émulsionné et aspiré, et la lentille prothèse est placée aussitôt dans le sac. L'implant est donc dans la chambre postérieure, en avant de la capsule postérieure du cristallin, laissée en place et qui le protège d'une fuite dans le vitré et évite traumatisme et infection ou inflammation (fig. 20 et 24 pp. 33 et 37). L'intervention ne doit entraîner aucun contact avec l'endothélium cornéen (fig. 25 p. 38) fragile, dont les cellules ont été comptées avant car leur insuffisance peut générer des complications cornéennes. Le plus souvent, l'ouverture cornéenne est très petite, elle ne nécessite pas de suture.

Le choix de l'implant et de sa puissance dépend à la fois de l'opérateur, des impératifs de réfraction du patient, de ses activités. Parfois, on corrige par implants un œil pour voir de loin et l'autre pour voir de près. Des verres correcteurs peuvent compléter la prothèse, de loin ou de près.

Ophtalmie sympathique

C'est une uvéite consécutive à un traumatisme d'un œil et qui se propage à l'autre, par « sympathie » dit-on. Elle serait due à une hypersensibilité par auto-immunisation. Son apparition est devenue plus rare depuis l'utilisation de traitements anti-inflammatoires.

Ora serrata

C'est la partie antérieure de la rétine en contact avec la hyaloïde antérieure, structure antérieure du vitré, où se trouvent souvent des anomalies périphériques telles qu'infections, dégénérescences… (fig. 20 p. 33).

Orgelet

Furoncle du bord palpébral dont le germe est un staphylocoque : ne jamais percer (fig. 21 p. 34).

Pachymétrie cornéenne

Mesure, par pachymètre électronique, de l'épaisseur cornéenne qui entre en jeu dans l'évaluation de la tension oculaire et de la tension cible que vise à obtenir le traitement du glaucome.

Paires crâniennes oculaires

La troisième paire (III) ou nerf moteur oculaire commun innerve les muscles : droit supérieur, droit inférieur, droit médian, oblique inférieur, releveur de la paupière supérieure et contient des filets parasympathiques qui contribuent à l'innervation intrinsèque de la pupille, constriction pupillaire, et du corps ciliaire, accommodation. La quatrième paire (IV) ou nerf trochléaire innerve l'oblique supérieur. La cinquième paire (V) n'est pas oculomotrice mais, par sa branche ophtalmique de Willis, elle innerve la glande lacrymale et apporte les filets sympathiques intrinsèques, sensitifs et sensoriels ; elle est responsable de la sensibilité cornéenne. La sixième paire (VI) ou nerf abducens innerve le muscle droit latéral.

Paupières

Formations complexes musculo-membraneuses qui assurent la protection du globe, la répartition des larmes et l'ouverture et fermeture de l'œil sur l'extérieur. Chacune a en son centre une formation cartilagineuse, le tarse supérieur et inférieur (fig. 35 p. 51). Elles glissent sur le globe grâce à la souplesse de la conjonctive qui tapisse leur face interne et forment un cul-de-sac, en haut et en bas, avant de revenir tapisser le globe jusqu'au limbe (figs. 20 et 24 pp. 33 et 37). Les cils s'insèrent sur leurs bords. Elles contiennent des glandes de Zeiss, de Moll, sudoripares le long des bords et, dans le tarse, les glandes de Meibomius qui participent à la composition des larmes. Le muscle releveur de la paupière supérieure est une branche du III ; paralysé il crée un ptôsis (fig. 46 p. 79).

Phosphènes

Points lumineux, sensation de scintillement dans l'œil.

Photocoagulation pan-rétinienne

C'est une photocoagulation au laser argon de nombreuses lésions rétiniennes conséquence de l'anoxie, afin d'éviter la formation de néo-vaisseaux générateurs d'œdème maculaire et de glaucome vasculaire redoutable. Elle se fait par territoires et quadrants afin de bloquer l'évolution. Elle est guidée par l'angiographie appréciant la localisation et l'étendue des territoires ischémiques et des néo-vaisseaux ; elle est indiquée dans les ischémies par occlusion veineuse et dans les formes proliférantes du diabète, Elle doit être adaptée à l'importance des lésions. Dans les formes préproliférantes, elle est discutée en raison des conséquences de rétrécissement du champ visuel si elle est étendue, et aggravation possible d'un œdème maculaire préexistant.

Potentiel évoqué visuel ou PEV

C'est la réponse du cortex visuel à des stimuli lumineux brefs de la rétine.

Il étudie par examen électrophysiologique la transmission des données au cerveau visuel par le nerf optique et les voies visuelles (fig. 33 et 34 pp. 45 et 46).

Presbylasik, Intracor et implant multifocal

1) Le presbylasik est une technique d'intervention chirurgicale pour traitement de la presbytie au laser. Il rend la cornée multifocale, tel un verre progressif, en modifiant sa forme. Ceci permet la vision de loin, intermédiaire et de près. Il s'adresse aux sujets porteurs ou non de lunettes, quelle que soit l'amétropie, dans la même séance opératoire.

2) L'Intracor est une technique utilisant un laser fentoseconde qui modifie la courbure de la cornée dans son épaisseur. Méthode très rapide, avec amélioration de la vision de près, mais encore en cours de perfectionnement.

3) L'implant progressif multifocal restaure la vision à toutes les distances. Il en existe avec des caractéristiques différentes, le choix dépend des besoins visuels du patient ; il est fait par l'opérateur.

Ptôsis

Chute de la paupière supérieure qui peut être due à une paralysie du releveur, un relâchement aponévrotique ou une inflammation (figs. 46 et 35 pp. 79 et 51).

Réflexe d'Accommodation Convergence Myosis

En rapprochant progressivement, vers le nez, un crayon dont le patient fixe la pointe, on teste ce reflexe : les deux yeux convergent, les pupilles se resserrent en myosis en même temps que les cristallins accommodent afin de voir encore net le crayon jusqu'à 30 cm environ.

Réflexe oculo-céphalique

Sa recherche, en présence d'un *syndrome de Parinaud**, permet de soupçonner une atteinte nucléaire. Le patient fixant visuellement un point, le médecin lui mobilise la tête de droite à gauche : si les globes suivent normalement le mouvement l'atteinte est supranucléaire, s'ils ne suivent pas ou ont un mouvement désordonné l'atteinte est nucléaire ou infranucléaire.

Réflexe photomoteur

Normalement, les pupilles sont rondes, régulières, de taille égale et réactives en fonction de l'éclairage.

1) Réflexes photomoteurs normaux :

Le patient regardant droit devant au loin : à l'obscurité les pupilles sont en *mydriase**, en lumière ambiante elles sont en myosis relatif. L'éclairage vif d'un seul œil entraîne une contraction pupillaire bilatérale et symétrique : *myosis** direct sur l'œil éclairé et consensuel sur l'autre œil. C'est le reflexe photomoteur normal (fig. 8 p. 24).

Par ailleurs, l'étude des réflexes d'une pupille et de celle de l'autre côté à l'obscurité, à la lumière et à l'éclairage alterné, renseigne sur le coté pathologique : *la pupille anormale est la moins variable à l'éclairement* (figs. 9 et 10 pp. 24 et 25).

2) Augmentation ou apparition de *l'anisocorie** à l'obscurité : si, en lumière ambiante, les deux pupilles sont à peu près identiques mais que l'une d'elles

reste en *myosis** à l'obscurité subite de la pièce, alors que l'autre se dilate, c'est la pupille en *myosis** qui est pathologique ; chercher d'autres signes de *syndrome de Claude Bernard Horner**.

3) Augmentation de l'*anisocorie** à la lumière : si, dans l'obscurité, les deux pupilles sont sensiblement identiques mais que l'une d'elles ne se resserre pas à l'éclairage des deux yeux, c'est elle qui est pathologique. Ce peut être une pupille d'Adie, mais aussi une paralysie du III.

4) Si l'éclairage alterné des deux pupilles provoque une dilatation anormale de l'une d'entre elles : c'est cette dernière qui est pathologique, c'est un *déficit afférent relatif** qui oriente vers une neuropathie optique du côté de la dilatation paradoxale.

5) Si l'anisocorie ne se modifie pas en fonction de l'éclairage ambiant : les pupilles se contractent et se dilatent normalement à la recherche du réflexe photomoteur. C'est une anisocorie physiologique.

Réfraction

C'est l'étude des propriétés du système optique de l'œil et de ses anomalies. L'*emmétropie** ou les *amétropies** sont mesurées grâce à l'examen à la *skiascopie** ou à la *réfractométrie**.

Chez le jeune, l'examen se fait sous *cycloplégique**– collyre d'atropine®, mydriaticum® ou skiacol® par exemple – qui paralyse et supprime l'accommodation (fig. 44 p. 74) cristallinienne, parfois importante, génératrice d'erreurs dans la mesure. Si la réfraction ne révèle aucune amétropie (figs. 1 et 2 pp. 16 et 17), le sujet est *emmétrope**. Il lit, sans correction optique, à 5 mètres les 10/10 du test de vision de loin et le Parinaud 2, de près en accommodant normalement (figs. 3 et 6 pp. 19 et 22). Dans le cas contraire on mesure la puissance dioptrique de myopie, d'hypermétropie ou d'astigmatisme.

Réfractométrie

Mesure de la réfraction avec un appareil réfractomètre ou en *skiascopie** électrique ou manuelle.

Rétine

Membrane sensorielle de réception des images, reliée aux centres cérébraux visuels par les fibres du nerf optique issues des cellules ganglionnaires. Elle tapisse en dedans la sphère choroïdienne, formant avec elle la *chorio-rétine**. Elle est constituée sur le plan fonctionnel de trois couches majeures (figs. 32 et 45 pp. 44 et 76).

Les neurones de transmission convergent, s'organisent sur la papille et transportent l'influx jusqu'au cerveau visuel (fig. 55 p. 108). La rétine centrale comprend la fovéola, la fovéa et la *macula**. Au niveau du cerveau il y a magnification de la représentation fovéolaire. La *fovéola** est la zone du plus haut pouvoir de résolution, alors que la rétine périphérique est celle de la perception du mouvement.

Rétrolentale

En arrière du cristallin.

Sclère ou sclérotique

Tunique la plus superficielle du globe. Sur sa face externe est appliquée l'épisclère, sans y adhérer ; sa face interne est en rapport avec la choroïde, le corps ciliaire et la base de l'iris, prenant part à ce niveau à l'angle irido-cornéen. Elle est séparée de la cornée transparente par le limbe scléro-cornéen. Les muscles oculomoteurs s'insèrent sur elle et les éléments vasculo-nerveux la traversent.

Scotome

Lacune fixe dans le champ visuel, centrale ou périphérique, de forme et d'importance variables. Il peut être perçu par le sujet comme une tache dans son champ visuel ou non perçu : le patient se plaint de se cogner dans les meubles sans comprendre pourquoi. La tache aveugle est un scotome non perçu, dit négatif, ainsi que certains scotomes neurologiques.

Scotome central

Tache dans le champ visuel central, correspondant à une atteinte fasciculaire des fibres ganglionnaires au niveau de la tête du nerf optique, entraînant une gêne visuelle dans ce territoire.

Scotome centro-coecal

Déficit du champ visuel s'étendant de la macula à la papille.

Sensibilité aux contrastes

Le cerveau analyse, comprend les images reçues par la rétine et les reconstitue en barres noires et blanches de contrastes variables. Chaque unité de cellule ganglionnaire, constituant un champ récepteur particulier, est spécialisée dans le transport d'un stimulus spécifique. Ce sont les axones qui transmettent l'influx de chaque type différent au cerveau. Le test de sensibilité aux contrastes est une autre possibilité d'analyser la vision (fig. 57 p. 110) : très utilisé, couplé avec le champ visuel, dans le dépistage du glaucome et son suivi, il rend compte précocement de la qualité du système visuel neuro-ophtalmologique. Une voie de cellules dites magno-cellulaires (fig. 32 p. 44) permettrait un dépistage plus précoce.
Le test des contrastes peut aussi donner l'acuité visuelle objective. La sensibilité aux contrastes s'altère avec l'âge et certaines pathologies.

Skiascopie

Mesure de la *réfraction** à l'aide d'un skiascope électrique ou manuel.

Strabismes

Déviation manifeste des axes visuels, associée à un trouble sensoriel de la vision binoculaire avec absence de *fusion** des images (fig. 62 p. 164). On distingue les *strabismes concomitants**, qu'ils soient convergents ou divergents, et les *strabismes paralytiques**.

Strabisme accommodatif

Strabisme lié en partie ou en totalité à une accommodation importante par hypermétropie (fig. 44 p. 74).

Strabisme alternant

Strabisme où chaque œil fixe l'objet séparément, l'autre étant dévié.

Strabismes concomitants

Les strabismes que l'on dit concomitants sont ceux dont la déviation serait relativement constante, et qui dépendraient en partie ou complètement de la réfraction (fig. 1 p. 16) et de l'accommodation convergence (fig. 44 p. 74). Ils sont caractérisés par une déviation, ou trouble moteur, associée à un trouble de la *vision binoculaire** ou trouble sensoriel. Dans ces cas, il peut apparaître une *neutralisation**, par le cerveau, de l'image de l'œil non dominant, suivie d'*amblyopie* unilatérale chez l'enfant, et parfois de *correspondance rétinienne* *anormale** : les points correspondants en physiologie normale étant les deux fovéas, neutralisation et correspondance anormale sont de ce fait les deux phénomènes spontanés permettant de lutter contre la *diplopie** (fig. 45 p. 76).

Strabismes intermittents

Strabismes se manifestant de façon irrégulière en fonction de facteurs tels que la fatigue, la distance de fixation, le stress…

Strabisme latent

Hétérophorie*.

Strabisme monoculaire

L'œil dévié est toujours le même, contrairement à l'alternant.

Strabismes paralytiques

Ils dépendent d'une paralysie oculomotrice. La déviation des axes visuels varie selon le regard. L'image d'un objet fixé en binoculaire se forme sur des points non correspondants des deux rétines, créant une diplopie manifeste.

Symblépharon

Adhérence pathologique de la paupière et de la conjonctive, le plus souvent par brûlure chimique ou physique, ou infiltrations cellulaires malignes (fig. 42 p. 61)

Syndromes congénitaux de restriction

Ce sont des syndromes de fibrose prénatale avec rétraction du muscle oculomoteur correspondant. Par exemple : le syndrome de Stilling-Duane. Rares, ils relèvent de la chirurgie.

Syndrome de Claude Bernard Horner

Syndrome alliant un myosis avec réflexe photomoteur normal mais retard à la dilatation pupillaire à l'obscurité, réflexe d'accommodation convergence normal, ptôsis, énophtalmie, hyperhémie du visage ou de la conjonctive, larmoiement.

Syndrome de Fiessinger Leroy-Reiter

Syndrome arthritique inflammatoire réactionnel, avec atteinte oculaire inflammatoire.

Syndrome de Gougerot-Sjögren

Maladie inflammatoire chronique, systémique, auto-immune dont la cause est encore mal connue. Une sécheresse de toutes les muqueuses l'accompagne – bouche, nez, vagin, de la peau, des bronches parfois avec toux sèche, irritation trachéale – ainsi que des douleurs articulaires et une asthénie.

Syndrome de Parinaud

Au complet, il associe : limitation bilatérale de l'élévation, ou de l'abaissement des globes, *diplopie**, atteinte intrinsèque, *nystagmus** en convergence, rétraction palpébrale bilatérale. Il indique, généralement, une lésion nucléaire, infra ou supranucléaire du tronc cérébral. La précision sur l'étage est donnée par la recherche du *réflexe oculo-céphalique**.

Synéchie

Adhérence d'origine inflammatoire ou cicatricielle. Si elle est antérieure, l'iris adhère à la face postérieure de la cornée ; postérieure, l'iris adhère à la capsule antérieure du cristallin (fig. 11b p. 26).

Synéchie irido-cristallinienne

L'iris est normalement mobile et souple entre les chambres antérieure et postérieure en avant du cristallin. Lorsqu'il y a inflammation (iritis ou uvéite), il y a myosis : l'iris peut alors s'accoler au cristallin, réalisant une synéchie responsable de complications importantes. Une dilatation irienne par collyre est indispensable en urgence dès les premiers signes d'iritis ou d'uvéite pour éviter cet accolement (fig. 11b p. 26).

Synoptophore

Appareil de mesures orthoptiques permettant d'examiner et de chiffrer la déviation d'une *hétérophorie** ou d'un *strabisme** et la fusion des images.

Tarse

Cartilage inclus dans les *paupières** supérieure et inférieure, contenant les glandes de Meibomius (figs. 40, 20 et 35 pp. 57, 33 et 51).

Tension oculaire

C'est la pression qui règne dans le globe. Sa valeur est normalement autour de 12 à 16 mm Hg : « tension oculaire cible », à atteindre par le traitement du glaucome. Elle peut augmenter avec l'âge mais ne devrait pas dépasser 20 mm Hg ; au-delà elle peut être cause de glaucome. On la teste au doigt, mais c'est l'ophtalmologiste qui peut la chiffrer précisément avec : tonomètre à aplanation à la lampe à fente ou appareil à air pulsé. Elle a un rapport étroit avec l'épaisseur cornéenne mesurée par *pachymétrie**.

Tension oculaire au doigt

Index et majeur sont posés sur le globe, paupière fermée : en appuyant légèrement avec l'index, on reçoit la fluctuation normale du globe au niveau du majeur. S'il y a tension élevée, l'œil paraît dur par rapport à l'autre.

Test de sensibilité cornéenne ou esthésiométrie cornéenne

Il peut se faire à l'aide d'un esthésiomètre étalonné, mais aussi à l'aide d'un fin fil de coton tourné et effilé entre les doigts, dont on avance l'extrémité fine vers la cornée au centre et dans tous les quadrants cornéens. L'effleurement de la cornée provoque normalement un réflexe de fermeture des paupières, qui est absent en cas d'atteinte de la sensibilité au niveau effleuré. On dessine une carte avec les quadrants atteints.

Test cornéen à la fluorescéine

L'instillation d'une goutte de fluorescéine ou la pose d'un buvard imprégné du produit dans la paupière inférieure peut révéler, à l'éclairage de la cornée, une lésion épithéliale ou plus profonde, qui apparaît fluorescente et verte surtout en lumière bleue (tout ophtalmoscope offre une lumière au cobalt). Laboratoire Novartis® : Fluorescéine unidoses ou buvards. (fig. 27 et 26 pp. 39 et 38)

Test du glaçon

Un glaçon, entouré de gaze, posé sur la paupière en ptôsis et qui permet une rétraction passagère de celle-ci évoque une myasthénie.

Topographie cornéenne

Examen qui permet de déterminer et visualiser sur une carte les anomalies de surface de la cornée astigmate. Il est indispensable dans l'étude du kératocône ou d'un astigmatisme complexe.

Torique (verre)

Verre cylindrique, en forme de tore, dont l'axe doit correspondre à celui de l'astigmatisme droit ou oblique. Le verre ne doit donc pas tourner dans la monture, au risque de créer une gêne visuelle accompagnée de céphalées. C'est pourquoi les montures à verres ronds ne sont pas recommandées.

Trabéculectomie

La technique consiste à « effondrer » le trabéculum scléral (fig. 24 p. 37) au niveau du canal de Schlemm afin que l'humeur aqueuse s'écoule, sous la conjonctive, jusqu'aux veines vortiqueuses, branches de l'ophtalmique.

Trabéculoplastie au laser et trabéculoplastie sélective

C'est un traitement du trabéculum scléral (fig. 24 p. 37) par points de laser juxtaposés le long d'un ou plusieurs quadrants, dans le but de rétablir l'écoulement de l'humeur aqueuse par l'angle camérulaire, dans le glaucome chronique. Une technique dérivée, plus récente, donne de meilleurs résultats et peut être répétée en cas d'échec, la *trabéculoplastie sélective**.

Trabéculotomie

Intervention chirurgicale réalisant une simple ouverture chirurgicale du trabéculum scléral (fig. 24 p. 37).

Traitements de la rétinopathie diabétique

Le traitement au laser des lésions ischémiques au fur et à mesure de leur apparition, afin de les limiter et prévenir la survenue de néo-vaisseaux, et la *photocoagulation pan-rétinienne** sont sous la décision de l'ophtalmologiste.
Cela a fait reculer statistiquement le risque d'évolution vers une forme proliférante à haute probabilité de cécité.
Dans les cas où l'œdème maculaire est réfractaire à la photocoagulation autour de la lésion centrale, une ou plusieurs injections intravitréennes de corticoïdes peuvent être préconisées par le spécialiste ; elles ont une efficacité remarquable sur l'épaississement de la rétine et améliorent l'acuité visuelle. Ce n'est pourtant pas sans effets indésirables – hypertonie oculaire – dont il faut tenir compte en fonction de chaque cas, et la durée d'amélioration en est réduite à 3 à 6 mois, obligeant à répéter le traitement.
Depuis quelques années, un traitement par *anti-VEGF** peut être efficace, et mieux toléré, pour traiter les néo-vaisseaux rétiniens et l'œdème, quoiqu'au

prix d'injections intravitréennes répétées elles aussi. Chacun de ces traitements a sa place en fonction de l'évolution, et ils peuvent dans certains cas se succéder ou être associés.

Traitement du kératocône

Le port de lentilles souples ou plus souvent rigides, en première intention, l'UVA thérapie, les anneaux intracornéens – ou INTACS – insérés avec l'aide du laser fento-seconde, la photokératectomie thérapeutique (ou PTK), étaient, jusqu'en 2008, les différents traitements possibles du kératocône qui précédaient les greffes de cornée lors d'évolutivité trop importante.
De nouvelles techniques chirurgicales comme le *cross-linking** sont apparues et peuvent être proposées préférentiellement aux anciennes dans les formes débutantes ou leur être associées.
Lorsque le kératocône est évolutif, avec différentes données de *pachymétrie**, on peut, par ces nouveaux protocoles pratiqués précocement, espérer éviter, en tout cas repousser, l'échéance du traitement chirurgical classique ultime par kératoplastie transfixiante de dernier recours, avant l'évolution vers une déformation avec menace de perforation centro-cornéenne.

Trichiasis

C'est une position ectopique, congénitale ou acquise, des cils au niveau de la paupière inférieure, le plus souvent. Cela crée une kératite par frottement de la cornée (fig. 41 p. 61).

Trou sténopéique

Plaque munie d'un trou central placé devant l'œil examiné – une feuille de papier trouée avec la pointe d'un crayon fait l'affaire. Si l'acuité visuelle est améliorée à travers le petit trou, on peut conclure que la baisse visuelle est d'origine optique (cataracte, astigmatisme)

UBM échographie

Exploration par ultra-sons bio-microscopiques. C'est une technique d'échographie qui permet de détecter par analyse dynamique, *in vivo*, précocement les angles irido-cornéens à risque de fermeture (figs. 24 et 43 pp. 37 et 65), plus précisément qu'en *OCT**.

VEGF – Vascular endothélial growth factor – et anti-VEGF

Le VEGF est une molécule sécrétée dans les territoires ischémiques, génératrice de néo-vaisseaux et de leur perméabilité. Les anti-VEGF en injections intra-oculaires luttent contre cette molécule et retardent l'évolution des néo-vaisseaux.

Vision binoculaire

Conséquence de la *fusion** des deux images de chaque œil au niveau des aires visuelles permettant de voir le relief et d'éviter la *diplopie** (figs. 45 et 62 pp. 76 et 164).

Vision des couleurs

Elle dépend des trois types de cônes répondant chacun à des longueurs d'onde spécifiques : rouge, bleu et vert. L'homme normal est trichromate ; il utilise les trois couleurs primaires. Il existe des défauts héréditaires et des anomalies acquises. Le plus souvent, les atteintes de la rétine se retrouvent dans l'axe bleu-jaune, celles du nerf optique dans l'axe rouge-vert. Des tests spécifiques permettent de les identifier : Ishihara pour les atteintes héréditaires et Farnthwoth pour les atteintes acquises, et d'autres tests informatisés plus performants.

Vitrectomie

Ablation chirurgicale du vitré.

Xérophtalmie

Forme grave d'épidermisation de la cornée et de la conjonctive, due à une sécheresse oculaire.

INDEX

INDEX